ИГОРЬ ПРОКОПЕНКО

ИГОРЬ ПРОКОПЕНКО

КОРОНА

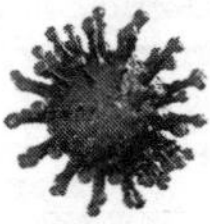

ВИРУС

ВИРУС-УБИЙЦА

Москва
2020

УДК 97(47)
ББК 63.3(2)622
П80

Художественное оформление *Алексея Дурасова*

Над книгой работали:
Анна Трубачева, Анна Колодезнева,
Екатерина Сосновская, Сергей Сафиулин,
Марк Ядрихинский

Прокопенко, Игорь Станиславович.

П80 Коронавирус. Вирус-убийца. Расширенное и дополненное издание / Игорь Прокопенко. — Москва : Эксмо, 2020. — 288 с.

ISBN 978-5-04-111541-8

Коронавирус-убийца C2019-nCoV появился в Китае в конце 2019 года. На 1 марта 2020-го, согласно статистике, зафиксировано около 83 000 случаев заболевания. Лечения – нет, вакцины – нет, количество летальных исходов исчисляется тысячами. Откуда же взялся неизвестный науке вирус?

Книга, которую вы держите в руках, написана в соавторстве с ведущими врачами, биологами и даже сотрудниками разведки. **Расширенное и дополненное издание содержит новые главы и ответы на новые вопросы:**

– Как на нас влияют опасные вирусы? Могут ли они отчасти управлять нашим сознанием?

– Как защитить себя с помощью вакцинации?

– Могут ли ГМО-культуры уничтожить все натуральное сельское хозяйство и спровоцировать мировой голод?

Данная книга содержит QR-коды со ссылками на полезные и интересные видео.

По официальной версии, источник заражения – рыбный рынок. Роковая случайность: кто-то торговал мясом диких животных, кто-то не вымыл руки перед едой... Можно ли доверять этой версии?

– Вирус оказался в полной готовности для передачи от человека к человеку. Как такое возможно?

– Что говорят участники и очевидцы о странностях этой трагедии, которая произошла зимой 2019/20 года в китайском городе Ухань?

– Есть ли основания заявлять, что истинное количество жертв нового коронавируса в десятки раз больше и оно будет стремительно расти?

– Может ли человечеству грозить смертельная пандемия? В опасности ли Россия?

– Как уберечься от страшного недуга и как уберечь детей?

С первых дней вспышки документалист и телеведущий Игорь Прокопенко с тремя съемочными группами ведет расследование непосредственно в Китае, а также в Москве и Новосибирске, где изучают самые опасные вирусы.

УДК 97(47)
ББК 63.3(2)622

ISBN 978-5-04-111541-8

ОГЛАВЛЕНИЕ

МИНУТОЧКУ ВНИМАНИЯ!

Друзья!

Меня зовут Игорь Прокопенко. Я — автор и ведущий программы «Военная тайна» и многих других документальных проектов, в том числе — об альтернативной истории, космосе и НЛО...

В книге, которую я предлагаю вам сейчас, не будет НЛО. Она целиком посвящена эпидемии коронавируса, которая сегодня бушует в Китае.

Почему я решил взяться за эту тему? Потому что очень много тревоги связано с коронавирусом. И много вопросов, на которые нет ответов. Либо ответы настолько противоречивы, что не понимаешь, какому «ученому» верить? Какая статистика верна? Чего стоит бояться?

И еще. Очень много фейковой информации. Современный мир сегодня таков, что каждый хайпует на теме коронавируса как может, и подлинная трагедия буквально на глазах превращается в модную «сториз», которой не видно конца...

Я так не хочу. Я хочу разобраться сам и помочь это сделать вам. Поэтому, чтобы книга была максимально полезной и достоверной, я построил ее в форме ответов на самые популярные вопросы, которые получаю... Собственно, так родилась идея книги... Когда произошла трагедия, мы регулярно начали делать для программы «Военная тайна» репортажи из Китая, выкладывать информацию в Инстаграм @prokopenko.tv. И стали получать вопросы. Вопросы — самые разные. Кто придумал этот вирус? Правда ли, что коронавирус — генетическое оружие? Помогает ли от коронавируса арбидол? Вопросов на сегодняшний день я получил несколько тысяч, поэтому, сгруппировав их по темам, книгу построил так же: одна глава — один вопрос.

Думаю, что книг такого формата еще никто не делал. Все происходит в режиме онлайн... Три наши съемочные группы одновременно работают над темой коронавируса. Я регулярно получаю информацию от моих друзей и партнеров из Китая. Мы находимся в тесном контакте с учеными, сотрудниками спецслужб. Ситуация заставляет нас работать очень быстро.

И еще.

Если вы начнете читать книгу сейчас и у вас появится вопрос, немедленно присылайте его нам. Пока дочитаете до конца первую часть, мы сможем на ваш вопрос ответить еще до конца книги.

Итак, читайте! Спрашивайте! И не болейте! Вперед!

ТРАГЕДИЯ В РЕЖИМЕ ОНЛАЙН

В середине февраля 2020 года на фоне противоречивых сведений о том, что эпидемия вроде бы сходит на нет, произошел резкий рост количества погибших от коронавируса. За сутки, только по официальным данным, умерли 242 человека. Это в три раза больше суточной «нормы». Количество заболевших увеличилось сразу в семь раз. Эту катастрофическую динамику власти Китая объясняли новой системой диагностики. То есть раньше считалось, что люди умирают просто так. Теперь выяснилось, что от коронавируса. Это — официальная версия. Я объясняю эту диагностику проще. Перестала работать «система» сглаживания масштабов трагедии. Она рухнула, не выдержав реальных потерь. Скрывать жертвы, видимо, стало невозможно.

Все понятно. Когда происходит трагедия, статистика потерь становится оружием огромной разрушительной силы. Стремление Китая смягчить потери объяснимо. Паника — делу плохой помощник. Однако с самого начала все в этой истории выглядело ненастоящим. И летучая мышь в качестве «нулевого пациента». И, конечно, карантин такого крупного города, как Ухань (население — 11 млн), при небольших заявленных потерях. Сразу было понятно: на самом деле все значительно хуже. Вопрос: насколько хуже.

Да... Есть сводки американских «биологов», чья информация о перегруженных «работой» крематориях Уханя просачивается сквозь пальцы официальной пропаганды. Источники ЦРУ вообще допустили чудовищную утечку информации о том, что только в первые дни погибло не двести человек, а сто пятьдесят тысяч! Я никак не комментирую эти цифры, потому что американцы — лицо «заинтересованное». Если кому-то плохо, то обязательно тому, кто об этом рассказывает, становится хорошо.

Однако факт остается фактом — трагедия в Ухане перешла в новую, более открытую фазу. И мы о ней по-прежнему слишком мало знаем. Но обязательно узнаем.

Глава I.

ЧТО СЛУЧИЛОСЬ В УХАНЕ?

Вирус, который поставил на грань национального бедствия такую мощную державу, как Китай, а остальных жителей планеты напугал так, будто речь идет об инопланетном вторжении. Сотни тысяч пораженных вирусом и бессилие мировой медицины.

Специальные костюмы и боксы для инфицированных, оцепленные районы — все это напоминает сюжет фантастического триллера! Тотальная паника стала неизбежной, так как люди осознали, что еда, лекарства и врачи — с недавних пор ограниченные ресурсы, которых на всех не хватит. Во многих китайских городах зафиксировали дефицит шприцев и масок.

Симптомы нового коронавируса проявляются быстро, а болезнь развивается стремительно. Сначала возникает жар, температура, затем начинается кашель и через несколько часов внезапная лихорадка. Люди падают без сознания прямо на улицах и бьются в жутких судорогах...

ВСПЫШКА КОРОНАВИРУСНОЙ ИНФЕКЦИИ COVID-2019. ХРОНИКА

Паника началась, когда **в конце декабря 2019 года** в Ухане, что в провинции Хубэй Центрального Китая, у местных жителей были зафиксированы первые случаи пневмонии неизвестного происхождения. Почти все заболевшие были, так или иначе, связаны с местным рынком животных и морепродуктов Хуанань.

Что представляет собой этот рынок? Это крупнейший на территории Центрального Китая оптовый продуктовый рынок. Его площадь — 50 000 квадратных километров. Здесь киоски более 1000 арендаторов стояли буквально на голове друг у друга, а живые животные располагались в непосредственной близости от мертвых. И найти здесь можно было любую тварь, какой бы экзотической она ни была: от кур, собак, кроликов и свиней до барсуков, летучих мышей, волчат, крокодилов, дикобразов, гигантских саламандр и ядовитых змей. Следствие установило, что здесь продавалось мясо около 112 различных видов диких животных, включая виды, находящиеся под угрозой исчезновения, торговля которыми незаконна.

31 декабря 2019 года власти Китая проинформировали Всемирную организацию здравоохранения о вспышке неизвестной пневмонии.

1 января 2020 года рынок Хуанань был закрыт в целях борьбы с распространением неизвестного вируса.

Впоследствии китайские ученые выделили новый коронавирус — 2019-nCoV. Ко **2 января 2020 года** новый штамм был подтвержден у 41 человека, госпитализированных с пневмонией. Две трети из них имели прямое отношение к рынку Хуанань.

ТАЙНА ПЕРВОГО ПАЦИЕНТА

Поскольку коронавирусы в основном циркулируют среди животных, связь между вспышкой загадочной пневмонии и рынком Хуанань позволила ученым предположить, что новый штамм имеет *зоонозную* природу, то есть передался человеку от животных.

Однако, несмотря на то, что рынок сыграл ключевую роль в распространении болезни, до сих пор не доказано, что новая вспышка началась именно там. Более того, выяснилось, что первый пациент с симптомами нового коронавируса был зарегистрирован еще **1 декабря 2019 года,** и он вообще никак не был связан ни с остальными 40 пациентами, ни с рынком Хуанань. Никто из членов его семьи не заболел. У следующих троих заболевших симптомы были обнаружены только 10 декабря, и новые заболевшие никак не были связаны с первым зафиксированным случаем.

О чем это говорит? Это позволило ученым предположить, что первое заражение могло произойти **в ноябре 2019 года** и независимо от того, был первый пациент заражен от другого человека или от животного, напрямую или через *фомиты* (предметы, передающие инфекцию), это инфицирование произошло не на рынке Хуанань.

22 января город Ухань был закрыт на карантин. С **24 января** на карантин были закрыты прилегающие к Уханю городские округа. К концу месяца вирус был зафиксирован во всех административных образованиях Китая провинциального уровня.

30 января на заседании комитета по чрезвычайным ситуациям Всемирной организации здравоохранения (ВОЗ) вспышка нового коронавируса была признана чрезвычайной ситуацией в области общественного здравоохранения, имеющей международное значение.

11 февраля 2020 года заболевание получило название новой коронавирусной пневмонии **(COVID-2019)**.

На **13 февраля** подтверждено 60 411 зараженных в 28 странах и территориях, 1370 летальных исходов. Подавляющее число случаев приходится на Китай.

ПОЧЕМУ ИМЕННО КИТАЙ СТАЛ МЕСТОМ ВСПЫШКИ СТРАШНОГО ВИРУСА?

В Ухане и других южных провинциях Китая сошлись сразу несколько факторов, которые могли вызвать эпидемию такого масштаба.

Во-первых, китайцы едят диких зверей.

С первых дней вирусной вспышки стала звучать шокирующая гипотеза: разгадку нужно искать в китайских цепочках поставок мяса диких животных! На одном или нескольких китайских рынках, в ресторанах или на фермах, в магазинах, где легально или нелегально торгуют дикими зверями.

Ничего удивительного в этом нет. Так называемые «мокрые рынки» фактически являются рассадниками бактерий и микроорганизмов. Контроль за качеством продукции здесь крайне слабый, разделка туш происходит в антисанитарных условиях. Рыбу, обработанную прямо на асфальте, тут же продают. Здесь же змеи, тараканы и экзотические морские обитатели, которые вот-вот попадут в чей-то суп! Не секрет, что китайцы любят подкрепиться подобными чудовищами, причем нередко сырыми. Совпадение или нет, но, когда появились первые случаи заражения, интернет облетела запись, на которой китаянка с неподдельным аппетитом поедала... летучую мышь!

Все указывало на то, что источником заразы может быть именно тропическая летучая мышь. Тогда же в китайских городах полиция накрыла целые склады с мясом этих крылатых. Никаких документов и разрешений на продажу экзотических гадов не нашли. По другой версии, источником вируса могли стать бамбуковые крысы. Их китайцы жарят, варят и готовят на пару. Но именно эти крысы нередко становятся переносчиками всевозможной заразы.

Во-вторых, китайцев слишком много.

Ухань — столица провинции Хубэй, политический, экономический, транспортный, финансовый, культурный, образовательный центр Центрального Китая и самый густонаселенный город в регионе. Численность его населения насчитывает более 11 млн человек.

Город находится в восточной части равнины Цзянхань — там, где река Хуанхэ впадает в Янцзы. Фактически Ухань является конгломератом трех городов — Учан, Ханькоу и Ханьян, — поэтому китайцы называют Ухань трехградием.

Благодаря своему географическому положению Ухань считается «магистралью девяти провинций»: это крупный транспортный узел, через который проходят десятки дорог, скоростных магистралей и железных дорог, связывая его практически со всеми крупнейшими городами материкового Китая.

В-третьих, повсюду грязь и антисанитария.

Нормы и культура поведения в Поднебесной значительно отличаются от привычных нам. Испражнение на тротуарах, открытая личная гигиена, повсеместное разбрасывание мусора, представьте, в том же Пекине помои из ресторанов часто выливаются прямо на улицу — и это для Китая норма. Все потому, что китайцы, мягко говоря, неприхотливы в быту.

Четвертая причина — на улице тепло и влажно круглый год.

В центральных и южных регионах Китая такой климат, который обеспечивает идеальные условия для развития самых разных вирусов.

Ведь неизвестные науке смертельно опасные вирусы приходят из Поднебесной далеко не впервые.

На фоне страшных новостей второе рождение пережила игра для смартфонов Plague Inc. Это стратегия, главная цель которой — заражение всей планеты смертельным вирусом. Игра выпущена в 2012 году и с тех пор была скачана более 150 миллионов раз, но спустя восемь лет ежедневная выручка разработчика увеличилась минимум в пять раз. Игра занимает первое место среди платных приложений в AppStore в Китае и еще 55 странах мира. Очевидно, с помощью мобильной игрушки пользователи пытаются победить свой страх смертельного вируса. Игроки отметили любопытный факт — абсолютное большинство партий в игре, разработанной за 8 лет до появления нового коронавируса, начинались с заражения Китая.

КИТАЙСКИЙ СЛЕД САМЫХ СТРАШНЫХ МИРОВЫХ ЭПИДЕМИЙ.

Мало кто обращает внимание на тот факт, что очагом почти всех страшных эпидемий, унесших миллионы жизней по всему миру, был Китай. Одно из первых письменных упоминаний страшной трагедии, сократившей население Земли чуть ли не треть, восходит к XIV веку.

XIV век — «Черная смерть». Посылка из Китая

Бубонная чума давно стала страшилкой из учебников по истории. По оценкам экспертов по Средневековью, в середине XIV века эпидемия «черной смерти» унесла до 60% населения Европы. В те далекие времена клинические исследования еще не проводились, но многие ученые сходятся во мнении, что опасная зараза пришла в Старый Свет из Китая. Оттуда с торговыми караванами чума медленно двигалась на запад и около 1350 года достигла Крыма. Именно там болезнь подхватили генуэзские купцы, которые путешествовали по всей Европе.

1894 год — чума из Гонконга

Эпидемии чумы вспыхивали в разных точках мира вплоть до конца XIX века. По оценкам экспертов, около 10 миллионов человек погибли от чумы, очаг которой вспыхнул именно в Поднебесной в 1894 году. Источником заражения стал Гонконг — крупнейший портовый город, откуда на кораблях чума распространилась в Индию, на Ближний Восток, в США и Россию.

1918 год — «Испанка» от китайских гастарбайтеров

Самая массовая пандемия гриппа за всю историю человечества, унесшая от 3 до 5% населения Земли (до 100 миллионов человек), по одной из версий, также началась в Китае. Считается, что вирус был привезен в США китайскими рабочими и оттуда быстро распространился по всему миру, ослабленному тяготами Первой мировой войны. «Испанкой» штамм назвали по случайности — военная цензура стран-участниц войны скрывала данные об эпидемии, и только пресса нейтральной Испании в открытую стала писать о бушующем среди населения гриппе. Позже выяснилось, что заболевание, фигурировавшее в местных медицинских отчетах как «аннамитская пневмония», было впервые зафиксировано в 1916 году в Восточной Азии.

1957 год — «Азиатский грипп» с китайской спецификой

Вспыхнувшая в 1957 году в Европе инфекция сначала называлась «русским гриппом», поскольку пришла с востока. Но ученым удалось выяснить, что первоначальный очаг опасного гриппа также следует искать в Поднебесной. Количество жертв «азиатского гриппа» насчитывает, по разным данным, от 1 до 4 миллионов человек. Дальнейшую смертность удалось остановить благодаря изобретению новой вакцины.

1968 год — «Гонконгский грипп»

Вакцинация против «азиатского гриппа» спасла миллионы жизней, однако позволила штамму мутировать и снова распространиться по миру. Медицина развивалась стремительно, тем не менее «гонконгский грипп» унес не менее миллиона жизней. Подавляющее число жертв составили старики, то есть люди с ослабленным иммунитетом.

2003 год — Атипичная пневмония родом из Китая

Тяжелый острый респираторный синдром (ТОРС), более известный как SARS, в 2003 году взбудоражил весь мир. Первый случай был зафиксирован в Китае, в провинции Гуандун, в ноябре 2002 года. Китайские власти попытались скрыть информацию о вспышке новой инфекции, в результате чего в течение двух месяцев болезнь перекинулась на другие страны и континенты через Гонконг и Вьетнам. Поскольку на тот момент отсутствовали адекватные методы диагностики, известно от 8500 заболевших и 813 случаях смерти. Благодаря слаженному действию разных стран пандемии не произошло, и летом 2003 года атипичная пневмония была побеждена. Причиной инфекции стал... коронавирус, который мутировал и перешел к человеку от летучих мышей.

2005 год — «Птичий грипп» по-пекински

Первый случай заражения был зафиксирован опять-таки в юго-восточных провинциях Китая, но еще в 1997 году. Пик заболеваемости пришелся на 2005 — 2008 годы. По данным ВОЗ, за этот период подтвердился 361 случай заражения людей «птичьим гриппом» — 227 из них со смертельным исходом. Последняя смерть была зафиксирована в Канаде в 2014 году. Ученые до сих пор опасаются, что в случае рекомбинации генов птичьего гриппа с вирусом гриппа человека пандемии не избежать.

Это вся хроника событий на момент написания этой книги, но мы продолжаем свое расследование. Новые сведения и мое видеообращение ждут вас по ссылке. Просто наведите камеру своего смартфона на этот QR-код.

Глава 2

ЧТО НЕ ТАК С ОФИЦИАЛЬНОЙ ВЕРСИЕЙ ВОЗНИКНОВЕНИЯ 2019-NCOV?

ТАК ЛИ УЖ ВИНОВАТЫ ЛЕТУЧИЕ МЫШИ?

После того как эпидемия достигла глобальных масштабов, выяснилось, что коронавирусы, передающиеся в результате мутаций от животных к человеку, вообще-то науке известны уже сравнительно давно. Более того, когда ученые принялись расшифровывать генетическую последовательность генома коронавируса 2019-nCoV, выяснилось, что вирус не менее чем на 70% совпадает по генетической последовательности с вирусом SARS-CoV, вызвавшим эпидемию атипичной пневмонии в 2003 году. Тогда болезнь удалось победить за 6 месяцев. Но если по официальной версии все так просто, что же так пугает мировую общественность в 2020 году?

Официальный виновник был объявлен практически сразу, им вновь оказалась летучая мышь. И надо сказать, история с происхождением вируса от тропических летучих мышей первое время казалась разумной и беспокойства не вызывала. Однако официальная версия не давала ответа на главный вопрос: почему вирус распространяется так быстро? Маловероятно, что летучие мыши вдруг стали самым массовым лакомством среди заболевших китайцев. Но если не так, тогда как этот «мышиный» вирус оказался в организме сотен тысяч жителей Уханя?

Ответ на этот вопрос вскоре был найден, и он не имел никакого отношения к летучим мышам. Выяснилось, что новый коронавирус — в отличие от ранее известных модификаций — имеет нетипичную и страшную особенность: увеличенный инкубационный период, в ходе которого инфицированный уже заразен. Таким образом, в течение почти трех недель абсолютно здоровый с виду человек, у которого нет никаких симптомов, может передвигаться по планете и заражать окружающих... Вы представляете, сколько человек может заразить носитель, который чувствует себя абсолютно здоровым и ведет активный образ жизни? Только через одного инфицированного торговца с рынка в Ухане в день проходило по несколько сотен покупателей...

Однако еще более интересным остается другой вопрос: под воздействием каких факторов произошли мутации, которые сделали коронавирус опасным? Ответа на этот вопрос официальная версия на сегодняшний день не дает. Но факт остается фактом: именно по причине того, что источник мутации до сих пор не установлен, создать универсальную пилюлю или вакцину от коронавирусов невозможно. Поэтому, как и в XIV веке, главным способом борьбы с новыми вирусами остается карантин. Однако и здесь привычные рецепты дают сбой: новый китайский коронавирус оказался полон сюрпризов. Для него даже 14-дневный карантин — не помеха. Инфицированный вирусом человек может быть опасен для окружающих — и три недели, и месяц... А может — и больше, потому что клинические исследования еще не закончены.

При этом заразиться новым 2019-nCoV можно не только воздушно-капельным путем, но и через еду, воду и предметы обихода. Например, высока вероятность заразиться из-за прикосновения к кнопкам лифта.

Жители Сингапура раскупили практически все презервативы в городе, узнав что с их помощью можно обезопаситься от коронавируса. Резиновые изделия №1 изобретательные азиаты натягивают на пальцы, чтобы не касаться кнопок лифтов, дверных ручек и поручней в общественных местах. Известный бренд презервативов взял способ на вооружение, опубликовав специальную инструкцию по использованию презерватива в лифте у себя на странице в социальной сети. Некоторые люди также используют зажигалки, зубочистки или шариковые ручки, чтобы нажимать на кнопки.

ЭПИДЕМИЯ ИЛИ ФЕЙК?

Эпидемия захватила мир не сразу... Поначалу казалось, что это — чисто китайская проблема, и мир наблюдал за происходящим с интересом, не более... Однако уже к февралю мир содрогнулся. Количество жертв стало казаться запредельным. Распространение вируса посеяло панику даже в странах, которые находятся за тысячи километров от Уханя. Однако вот что показалось странным... Медики подняли статистику по гриппу... По гриппозным эпидемиям, которые каждый год неизменно случаются в США, Европе, Азии, России. И выяснилось невероятное.

Масштабы ущерба от эпидемии коронавируса вообще-то оказались ничтожными по сравнению со статистикой иных заболеваний. Например, заболеваемость гриппом в США — гораздо хуже. С октября 2019 года — почти 22 миллиона инфицированных и более 12 тысяч умерших. Однако пресса молчит и почему-то не паникует по поводу беспрецедентной смертности американцев от гриппа. Карантин никто не объявляет, самолеты продолжают летать. Обычное дело.

Более того, если мы обратимся к медицинской статистике по заболеваемости ВИЧ, то обнаружим, что в одной только Москве количество инфицированных (в процентном отношении) в 70 раз выше, чем количество заболевших коронавирусом в Ухане, где количество жителей примерно такое же, как в российской столице. Но никто вокруг Москвы рвы не копает, как это делают в Ухане. Никто не ходит в натянутых на лицо и тело презервативах, как принято нынче в Китае.

А тут еще подоспели две сенсационные новости из России. Оказывается, тюменские врачи и врачи из Читы успешно исцелили двух госпитализированных с новым коронавирусом граждан Китая! Причем лечили их как от банальной ОРВИ, даже мощная антивирусная терапия не понадобилась.

Таких вот чудом выживших, по одним данным, десятки, по другим — уже сотни и даже тысячи!

Что-то не складывается в этой истории. Зачем же в информационном пространстве пытаются создать зомбирующую людей страшилку? Вот, например, что писали 23 января 2020 года ряд американских газет, ссылаясь на якобы достоверные источники:

«Вспышка нового коронавируса в Китае вышла из-под контроля. Ежедневно тысячи погибших доставляют на мусоросжигательные заводы. Никаких похорон. Трупы просто сжигают. Уже почти три миллиона инфицированных и 112 тысяч погибших. Китайские военные блокировали 11 городов, в которых остаются под карантином более 29 миллионов жителей».

Паника до сих пор ощущается и в социальных сетях. На просторах Интернета можно встретить множество видео и фотографий из зараженного Уханя. Однако в социальных сетях тут же публикуют разоблачения, выявляющие обычные подделки, — большинство постапокалиптических фото и видео из Китая оказываются банальным фейком, которые публикуются ради дешевого хайпа и увеличения количества подписчиков.

Эта эпидемия — это реальная трагедия или фейк?

Этот вопрос пока остается открытым. Но, согласитесь, в этой истории очень много странного и загадочного. Дальше — по мере нашего расследования, мы будем отвечать на эти вопросы...

НЕИЗВЕСТНАЯ МУТАЦИЯ ИЛИ БИОЛОГИЧЕСКОЕ ОРУЖИЕ?

Пожалуй, самый тревожный вопрос... Согласно официальной версии, появление нового коронавируса объясняется очень просто. Был обычный вирус, который существовал только среди диких животных, летучих мышей и змей. А потом он немножко мутировал и, во-первых, стал очень опасным, а во-вторых — и это самая главная неожиданность, — вдруг перекинулся с животных на человека, а затем и вовсе, «поменяв» ориентацию, стал передаваться от человека к человеку. Как это стало возможным? И главное — почему этого не происходило раньше?

С точки зрения классической науки — если новый штамм и перешел с животных на человека, то он не мог так быстро перестроиться, чтобы передаваться от человека к человеку, да еще — воздушно-капельным путем. Есть законы природы. А они гласят: у каждого вида свои болезни. Адаптация чужого вируса к новому виду занимает большие промежутки времени.

Есть и еще один факт, пока не вписывающийся в классическую теорию природного происхождения коронавируса. В истории любой эпидемии должен быть так называемый «нулевой пациент» — человек, который заболел первым и по цепочке передал болезнь другим. Однако в случае с коронавиросом эпидемическое расследование пока не принесло результатов. «Нулевой пациент» — то есть самый первый источник заражения — так и не выявлен. В СМИ «всех собак» моментально повесили вначале на летучих мышей, потом на змей — традиционное лакомство китайцев и других народов Азии. И на этом — все.

Тогда китайские ученые, изучавшие структуру 2019-nCoV, решили сравнить все известные науке коронавирусы между собой, и выяснилось, что вирус, который до этого встречался только у летучих мышей, и 2019-nCoV, и тот, который стал передаваться от человека к человеку, практически полностью идентичны... За исключением небольшого участка генетической последовательности.

Этот факт и стал главным аргументом в пользу версии о том, что ген традиционного коронавируса был взломан. Причем не природой, а человеком. Намеренно отредактирован. Но если коронавирус 2019 года — это искусственный продукт, созданный специально, тогда кто его мог «сделать»? И главное — для чего понадобилось создание биологического оружия такой силы? Известны как минимум две биологические лаборатории, в которых военные ученые много лет работают с самыми опасными вирусами. Это — Форт-Детрик в США (в неофициальных беседах мне наши военные рассказывали, что именно там был «отредактирован» вирус ВИЧ) и Порт-Даун в Великобритании. В этой лаборатории то ли травили, то ли лечили Скрипалей...

ВИНОВАТА ЛАБОРАТОРИЯ?

Впрочем, есть и еще одна версия искусственного происхождения коронавируса... В январе 2018 года именно в Ухане был открыт Институт вирусологии при Академии наук Китая — для работы с самыми опасными вирусами.

Новой лаборатории был присвоен наивысший, четвертый уровень безопасности. Биолог Университета Рутгерса Ричард Эрбрайт незадолго до эпидемии заявил, что ситуация с изучением опасных вирусов в Китае может выйти из-под контроля в любой момент. Это связано с тем, что китайские исследователи проводят испытания вакцин и различных препаратов на обезьянах. Приматы, в свою очередь, могут сбежать и стать разносчиками опасного заболевания. Может быть, нечто подобное произошло и с вирусом 2019-nCoV.

В прессу просочилась информация о том, что в лаборатории в Ухане изучали коронавирус, переносчиком которого являлись именно летучие мыши. Стало известно, что исследовательская группа во главе с ученым по имени Чжоу Пэн действительно изучала, каким образом мыши переносят вирус, сами не заболевая? Можно ли заставить человеческий организм сопротивляться инфекции по такому же принципу? Молодой ученый опубликовал в авторитетном международном издании по вирусологии исчерпывающую статью из 28 глав. Могли ли исследования в какой-то момент выйти из-под контроля? В Сети появлялись вбросы о том, что сотрудники Уханьского института вирусологии были среди первых жертв нового смертельного вируса. Однако подтверждения эти данные не получили.

* * *

Итак, официальные версии не дают ответы на слишком большое количество вопросов. В связи с этим ряд исследователей приходит к шокирующему выводу: в этой загадочной истории напрашиваются три варианта. Либо коронавирус — вовсе не новый, либо это вообще не коронавирус, либо паника безосновательна, но поддерживается теми, кто в ней заинтересован!

Что нам удалось выяснить после того, как книга отправилась в типографию. Какие новые сведения появились об источнике коронавируса? Информация ждет вас по ссылке. Просто наведите камеру своего смартфона на этот QR-код.

Глава 3

ВИРУС ИЛИ КОСМИЧЕСКИЙ ПРИШЕЛЕЦ?

Ученые всерьез рассматривают инопланетный путь возникновения нового китайского коронавируса... Не смейтесь. Он на самом деле самый реальный... Вирусы прекрасно переносят космические путешествия, живут на обшивке МКС... Их следы найдены на Марсе...

Например, в 2002 году в Китае был зафиксирован первый случай атипичной пневмонии. Вы помните, тогда смертельный вирус распространился по всему миру буквально за считаные недели. Ученые Кардиффского астробиологического центра тогда заявили, что вирус вместе с космической пылью мог проникнуть на Землю через атмосферу в районе Гималаев (именно там стратосфера тоньше всего) и поразил местных жителей. А там уж распространился по всему миру.

Настоящей сенсацией стали результаты, которые получил доктор Ричард Гувер, глава департамента астробиологии агентства NASA. Итоги десятилетнего исследования ученого были опубликованы в научном журнале «Космология». Астробиолог обследовал очень древние метеориты, найденные в Антарктиде, на Аляске и в Сибири.

В основном профессор изучал «камни» редкого вида CI1, так называемые углистые хондриты, которых известно в мире не более десяти. Их возраст — порядка 4–5 миллиардов лет. Распиливая метеориты по новейшей технологии, астробиолог смотрел их внутренности под микроскопом и обнаружил нечто странное. Окаменевшие останки настоящих внеземных живых существ!

Точнее, ученый обнаружил некие гигантские бактерии в виде нитей, похожие на земные бактерии Titanospirillum velox. Ричард Гувер предположил, что они окаменели задолго до того, как метеориты упали на Землю. За считаные дни новость облетела весь мир. И тут же появились тревожные версии: вместе с безвредными бактериями на метеорите могли быть и споры смертоносных вирусов!

Также бактерии обнаружены в метеорите, прилетевшем с Марса 13 тысяч лет назад, и найденном в Антарктиде в 1984 году. Это так называемый метеорит Аллена Хиллса — FLH 84001. Эти открытия стали косвенным подтверждением так называемой теории *панспермии*. Она гласит, что изначально биологическая жизнь в виде бактерий и вирусов и была занесена на Землю из далекого космоса.

В 1892 году русский ученый Дмитрий Ивановский впервые открыл вирус как новый тип возбудителя болезней. Дальше открытия вирусов посыпались как из рога изобилия. В 1901 году был открыт вирус желтой лихорадки, в 1907-м — вирус натуральной оспы. Еще через два года, в 1909 году, — вирус полиомиелита, затем — герпеса.

Но именно тогда же ученые заметили странную закономерность, которая пока не поддается объяснению! В те же годы наша планета была атакована метеоритами. В 1909 году, когда была зафиксирована вспышка полиомиелита, на Землю упали десятки метеоритов. Самый крупный из них найден в Мексике. Его вес составил почти 53 килограмма. В 1911 году в Австралии упал крупнейший железный метеорит весом более 22 тонн. И именно в этом году был открыт вирус саркомы Рауса...

СУЩЕСТВУЕТ ЛИ СВЯЗЬ МЕЖДУ ПАДЕНИЕМ НЕБЕСНЫХ ТЕЛ И ВСПЫШКАМИ ЗЕМНЫХ ЭПИДЕМИЙ?

Такая связь прослеживается. Более того, выяснилось, что пребывание в космосе вызывает у земных бактерий генетические изменения. На борту шаттла «Атлантис» в сентябре 2006 года международная команда ученых исследовала свойства бактерий — возбудителей сальмонеллеза. Результаты исследований оказались сенсационными. В результате такие микроорганизмы становятся во много раз опаснее. Тесты проводились на мышах — космические бактерии в считаные часы убили половину популяции. Земным собратьям той же инфекции для этого понадобилось бы утроить свою численность и потратить вдвое больше времени. Но ученых больше всего испугало другое — то, что эти космические бактерии могут попасть на Землю.

Однако микроорганизмы попадают на Землю не только с упавшими космическими телами. Когда комета пролетает рядом с Землей, бактерии и вирусы «сдуваются» с нее солнечными ветрами и оказываются на нашей планете. Как предполагают ученые, все серьезные эпидемии занесли на Землю космические гости.

К внеземным вирусам некоторые ученые причисляют также и загадочный вирус Зика, который был признан угрозой планетарного масштаба. Он меняется быстрее, чем реагирует наука, потому что буквально сжирает нашу ДНК.

Некоторые считают, что виной всему инопланетные паразиты, которые прилетели на Землю вместе с космическим зондом «Генезис». Предназначенный для сбора и доставки на Землю образцов солнечного ветра, он разбился в пустыне штата Юта в 2004 году.

А в 2013 году на Земле был найден гигантский вирус — в водоемах Чили и Австралии. При этом ученые выяснили, что его геном — внеземного происхождения. Вирус Пандора, как его назвали, прибыл к нам с другой планеты. Исследователи говорят, что размножаться вирус может, лишь находясь внутри своего «хозяина». Что произойдет с ним за несколько лет в земных условиях?

Пока остается только гадать, но гипотеза панспермии, что в переводе с греческого означает «смесь всяких семян», гласит, что жизнь на Земле зародилась в результате переноса с других планет неизвестных микроорганизмов. В 1865 году гипотезу выдвинул немецкий ученый **Георг Рихтер.** Согласно ей микроорганизмы, которые рассеяны по всему космическому пространству переносятся с одного небесного тела на другое на метеоритах. Косвенное подтверждение этой гипотезы нашла экспедиция миссии «Аполлон-12». Ее участники обнаружили на прилунившемся зонде Сейвер-3 живые организмы.

Еще одно подтверждение теории нашел в 2006 году космический аппарат Nasa Deep Impact. Он предназначался для изучения кометы Темпеля 1. Аппарат впервые в истории сбросил на комету зонд, и он пробил насквозь ее поверхность. Это вызвало выброс кометного вещества. Анализ состава этого вещества показал, что комета состоит из водяного льда и других компонентов. Наличие водяного льда указывает на кометы как на один из возможных переносчиков жизни во Вселенной.

Звучит невероятно, но один из самых странных задокументированных случаев произошел в 541 году. Тогда более 100 миллионов человек умерло во время пандемии, названной Чумой Юстиниана. Из хроник становится известно, что чуме, разразившейся в Римской империи, предшествовало впечатляющее появление кометы Галлея, которая на протяжении 20 дней была видна на небе! Именно с этой кометой историки раннего Средневековья связывали возникновение смертельной вспышки неизлечимой болезни.

Невероятно, но через полторы тысячи лет нечто подобное произойдет снова, когда в 1910 году на небосклоне вновь засияет комета Галлея, а на Земле разразится одна из самых смертельных за всю историю болезней — «испанка».

Тогда историки только предполагали, что вирус «испанки» мог попасть на землю из космоса, но в 2005 году эта шокирующая гипотеза получила свое реальное подтверждение! Ученые Военного института патологии в Вашингтоне возродили вирус «испанки» 1918 года из тел, сохранившихся в вечной мерзлоте Аляски. И выяснили невероятное. Вирус «испанского гриппа» 1918 года сначала появился в небе, заразив птиц, а затем, мутировав, распространился и на людей! А это означает, что он вполне мог попасть на Землю на комете. Так что дело, возможно, было совсем не в китайских гастарбайтерах.

Еще один случай: 25 сентября 2002 года жители Иркутской области были разбужены звуком страшного взрыва. На Землю упал гигантский метеорит, получивший название «Витимский болид». К счастью, столкновение произошло в безлюдном месте, что позволило избежать жертв и разрушений. Однако вскоре выяснилось, что полет метеорита не прошел бесследно для здоровья жителей ближайших населенных пунктов.

Странное совпадение, но именно вскоре после космического происшествия регион поразила вспышка неизвестного гриппа. Температура у заболевших резко повышалась до 39–40 градусов. Потом так же резко возвращалась в норму, но человека еще несколько дней мучили сильные головные боли, ломота в суставах, тошнота. Несколько человек даже погибло от этого странного вируса!

Врачи ставили диагноз — осложнение после гриппа. Но вот что удивительно: эпидемия вспыхивала только в определенных деревнях. Когда исследователи нанесли на карту населенные пункты, которые подверглись атаке вирусов, то были шокированы. Оказалось, что все зараженные населенные пункты лежали строго вдоль траектории полета метеорита. Тогда и возникла версия, что Витимский болид, который, скорее всего, был обломком кометы, принес на Землю новый неизвестный вирус.

Подобные истории происходили в самых разных уголках земного шара.

В 1975 году ситуация повторилась на северо-востоке Австралии. Через год после падения метеорита Австралия стала очагом пандемии гриппа H3N2. В 1986 году в Китае упал крупный метеорит, вес его обломков составил 70 килограммов. Через несколько месяцев в стране разгорелась эпидемия гриппа А и продолжалась до 1989 года. Еще через 10 лет обширная территория Китая подверглась необычному метеоритному дождю. В 1997 году, спустя 12 месяцев, Китай охватит эпидемия свиного гриппа. Из Китая она перенеслась в СССР и распространилась по всему земному шару.

По мере того как совершенствуются научные приборы, ученые находят все больше угроз. В 2018 году астробиологи Университета Британской Колумбии сделали открытие, которое способно напугать до смерти! Они зафиксировали поток падающих с неба микробов. Ученые назвали это явление дождем из вирусов. Он незаметен глазу, и вы никак не узнаете, если окажетесь под ним.

А аппаратура микробиологов показала, что на один квадратный метр поверхности Земли ежеминутно падает почти 800 миллионов вирусов!

Атмосфера нашей планеты играет роль своеобразного банка генетического разнообразия вирусов. Они очень живучи и приспосабливаются к любой среде: горной, морской, а мегаполис для них — самый настоящий рай со множеством пищи. И иммунная система человека в определенный момент может не справиться с этими вирусами.

КАК МОГУТ МИКРООРГАНИЗМЫ И ВИРУСЫ ВЫЖИВАТЬ В УСЛОВИЯХ КОСМИЧЕСКОГО ПРОСТРАНСТВА?

Российские ученые ответили на этот вопрос своим сенсационным открытием еще в 2015 году. Экспериментальным путем они выяснили: живые организмы способны адаптироваться к экстремальной космической среде.

Более того, даже знакомые земные бактерии в условиях космоса могут претерпевать значительные изменения и наносить вред людям. Летчик-космонавт Александр Серебров стал первым, кому удалось это выяснить. После одного из полетов он пожаловался на проблемы с желудком, после чего услышал от медиков шокирующее признание. В его организме поселилась дрожжевая бактерия, аналогов которой на Земле нет!

Мутировавшие микроорганизмы на космической станции бортинженер Серебров обнаружил совершенно случайно. Когда чинил насос водоочистительной системы. Причиной поломки оказался фильтр, загрязненный частичками земной пыли. На этой пыли стали расти бактерии, которые постепенно мутировали в живой организм.

Несколько таких бактерий случайно попали в организм космонавта. Прошло несколько десятилетий, но врачи так и не нашли способа вывести инородные бактерии из организма. В 80-е годы Серебров неоднократно отправлял образцы космических мутантов в различные лаборатории. Но ученые этой проблемой не заинтересовались. Вопрос так и остался без ответа.

Однако, по мнению современных исследователей, самое страшное начнется с развитием космического туризма. Когда люди будут массово летать в космос. Каждый человек — носитель множества бактерий. Как они себя поведут в космических условиях, предсказать пока невозможно.

Причем опасны не только земные бактерии, которые побывали в космосе и вернулись назад. Гораздо страшнее, если на Землю попадут инопланетные микроорганизмы. И это уже происходит. Небесный гость был обнаружен несколько лет назад в Антарктиде и, как считается, прилетел к нам с Красной планеты. Ученые НАСА исследовали осколок марсианского метеорита. И обнаружили неизвестные науке бактерии. Они были так малы, что по сравнению с ними большинство вирусов и бактерий кажутся великанами. Новый вид бактерий из космоса назвали нанобактериями.

Нанобактерии неприхотливы: из одной капли крови в питательной среде можно получить устойчивую культуру уже через 2–4 недели. Однако их очень трудно уничтожить. Финские исследователи пробовали уничтожить бактерии с помощью антибиотиков, гамма-излучения и патогенов. Нанобактерии оказались на удивление живучими. Ученые даже в шутку назвали нанобактерию «Бактерия Конан».

У нас в стране изучением нанобактерий занимаются сотрудники Томского государственного университета систем управления и радиоэлектроники. Они считают, что микроорганизмы этого класса являются истинной причиной множества болезней. Некоторые ученые считают: нанобактерии уже стали господствующей формой жизни на Земле. Их суммарная биомасса превышает всю остальную. Они переносятся по воздуху, выпадают вместе с дождем, заражают новые территории. И несут болезни. Более того, проникая в клетки, нанобактерии вызывают старение организма. Исследователи не исключают, что эти внеземные гости когда-то жили в крови, но не людей, а марсиан. И что марсианский метеорит, найденный в Антарктиде, принес нам последнее письмо от цивилизации живых существ, убитых нанобактериями. И бактерии, это все, что от них осталось. Причем никто не гарантирует, что военные до сих пор не приступили к смертельным экспериментам с этими нанобактериями.

Но самое страшное в другом. Для того, чтобы на человечество обрушилась смертельная эпидемия невероятных масштабов, даже не нужно экспериментировать с подобными бактериями.

Эксперты говорят, вирусологам достаточно немного поправить генетический код вируса, и тогда даже вирус иммунодефицита сможет распространяться через кашель или просто во время рукопожатия. Благодаря изменениям кода вируса он станет не только более заразным, но также сократится инкубационный период — в сотни раз! Тогда от момента заражения, до смерти человека может пройти всего несколько дней или даже часов. Одни специалисты считают, что подобный вирус может быть получен уже в конце 2020 года. Другие уверены, что такой вирус уже создан. Есть уже и первые жертвы.

В 2003 году в Конго вспыхивает страшная эпидемия. Высокая температура, сухой кашель, и вскоре у человека лопаются все кровеносные сосуды. Внутренние органы превращаются в одно кровавое месиво. Из десяти человек, которых поразил новый вирус, шансы на спасение есть только у одного. Вирус оказывается очень заразным, он может передаваться бытовым путем через общую посуду, одежду. Вскоре ученые устанавливают, что людей убивает модификация вируса геморрагической лихорадки Эбола. За несколько лет после первой вспышки лихорадки Эбола вирус стал более опасным, существовала реальная опасность, что эпидемия захватит всю планету.

Есть и другой пример. Мало кто знает причину затопления советской космической станции «Мир» в 2001 году. Ее пришлось ликвидировать из-за нашествия космических микроорганизмов! Когда очередная смена космонавтов открыла скафандры для выхода в открытый космос, на них в буквальном смысле хлынула волна зеленой пыли! Это была плесень, которая появилась из безвоздушного космического пространства.

Некоторое время экипаж пытался бороться с микроорганизмами сам. Однако вскоре вышла из строя система водоснабжения, а затем сломались воздухоочистители. Внутри их появилась странная темно-коричневая субстанция, похожая на некую форму жизни. Экспедицию срочно стали готовить к возвращению на Землю. Но одна микобактерия в условиях космоса успела мутировать так, что сумела переродиться в целого слизня. Таким образом, вирусы стали медленно разрушать станцию «Мир». Один за другим из строя выходили важнейшие приборы. Космонавты перестали контролировать ситуацию. Кроме того, заражение орбитальной станции сильно сказалось на их здоровье.

После возвращения на Землю космонавты наблюдали у себя симптомы странного заболевания. Сильнейшие боли в области живота, тошнота и постоянная слабость не давали им нормально жить. За помощью экипаж обратился в Институт эпидемиологии и микробиологии, но поставить точный диагноз врачи не смогли. На Земле не было аналогов этого вируса.

После экстренной ситуации на станции «Мир», в Институте медико-биологических проблем была создана целая программа по изучению поведения микроорганизмов в космосе. Она называлась «Биориск». Микроорганизмы провели в космосе 18 месяцев. Так впервые было доказано, что бактерии могут не просто выживать в экстремальных условиях, но и под воздействием сильнейшей радиации трансформироваться в более сильные организмы. Фактически эволюционировать.

Станцию «Мир» в 2001 году затопили в Тихом океане. Ученые уверяли: она прошла термообработку через атмосферу. В такой печке ни одни микробы не выживут. Но до конца свойства мутировавшей плесени неизвестны.

Что сейчас происходит на глубине, где покоятся останки «Мира», неизвестно. И реально существует угроза того, что из водных или подземных глубин на Землю придет неизвестный вирус.

Ученые выяснили: не все споры, попавшие за поверхность Земли, сразу же начинают активно размножаться. Некоторые могут находиться в спящем состоянии тысячи или даже миллионы лет. А это значит — у людей может совсем не быть к ним иммунитета. Точно, как в ситуации с новым китайским коронавирусом.

Глава 4
КТО ВЫ, МИСТЕР КОРОНАВИРУС?

Коронавирусы — это целое семейство вирусов, которое включает почти 40 видов. Виды объединены в два подсемейства. Они могут заражать не только человека, но и животных — кошек, собак, птиц, свиней и крупный рогатый скот. Коронавирусы вообще поражают преимущественно животных.

Мало кто знает, что коронавирус был открыт еще в 1960 году и получил свое название из-за ворсинок на своей оболочке, по виду напоминающих корону. Известно, что коронавирусы могут вызывать целый ряд заболеваний — от обычной простуды до ближневосточного респираторного синдрома (Mers) и тяжелого острого респираторного синдрома (Sars).

Выявленный в декабре 2019-го — январе 2020 года вирус является новым штаммом, ранее у человека не встречавшимся. И хотя нынешний коронавирус схож с прошлыми вирусами его семейства, он заметно отличается от них, потому необходимо кратко описать его опасность и действие на здоровье человека. Материалы Всемирной организации здравоохранения, систематизирующей медицинские данные, вырабатывающие рекомендации и стратегию борьбы с новой болезнью, являются главнейшим источником по коронавирусы.

КАКОВЫ СИМПТОМЫ ЗАБОЛЕВАНИЯ, ВЫЗВАННОГО НОВЫМ КОРОНАВИРУСОМ?

- Чувство усталости, общая интоксикация организма
- Затрудненное дыхание
- Высокая температура
- Кашель и / или боль в горле

Симптомы во многом сходны со многими респираторными заболеваниями, например с гриппом.

Как и другие респираторные инфекции, новый коронавирус распространяется через капельки, которые образуются, когда инфицированный человек кашляет или чихает.

Также он распространяется через предметы, например дверные ручки или кнопки лифта. Люди заражаются, когда они касаются загрязненными руками рта, носа или глаз.

ЧТО МОЖНО СДЕЛАТЬ, ЧТОБЫ НЕ ЗАРАЗИТЬСЯ?

В настоящее время вакцины от нового типа коронавируса не существует. Известно, что китайские ученые приступили к ее разработке. Им удалось изолировать вирус, в настоящий момент ведутся работы по подбору штамма для изготовления вакцины. Российские медики уже заявили, что для создания вакцины может понадобиться не менее четырех месяцев. Народные методы лечения, такие как чай с лимоном, малиновое варенье, чеснок — для лечения коронавирусной инфекции неэффективны.

Коронавирусы, как правило, являются зоонозами, то есть вирусы предаются от животного к человеку и лишь после предаются дальше от человека к человеку. Источниками прошлых вспышек заболеваний, связанных с коронавирусами, изначально были циветы и одногорбые верблюды, прежде чем заразились люди.

Точно неизвестно, каким образом нынешний коронавирус смог заразить людей; предварительно известно, что его структура похожа на вирусы, вызывающие острые респираторные инфекции у летучих мышей, — сходство вирусов более чем 98%; первые заболевшие заразились на торговом рынке в Ухане, где продавались разные экзотические животные, включая летучих мышей. Видимо, от них и произошло заражение. Некоторые эксперты считают, что сочетание на рынках животных, которые вместе в дикой природе не встречаются, было одним из факторов мутации коронавируса, изначально вызывавшего болезнь у животных, сделавшего его опасным и для человека. Предположительно, источником этого гибридного, опасного для людей вируса являются вирусы летучих мышей и змей.

Между людьми же вирус передается воздушно-капельным путем, то есть через вдыхание частиц, содержащих вирус, при кашле, чихании, то есть выделений изо рта, носа и прочее при непосредственной близости с больным. Вирус может некоторое время сохраняться на поверхностях, по крайней мере, несколько часов, поэтому при прикосновении руками к таким поверхностям ни в коем случае нельзя подносить руки ко рту, глазам, носу, ушам, иначе велика вероятность заражения.

Особую тревогу вызывает тот факт, что у нового коронавируса инкубационный период (время с момента заражения до появления первых симптомов болезни) значительно больший, чем у семейства этих вирусов, в среднем — до 14 дней; человек может не знать, что он болен, и заражать других. Был выявлен заболевший, у которого симптомы не проявлялись 24 дня.

В ЧЕМ ОПАСНОСТЬ СИМПТОМОВ КОРОНАВИРУСА?

Опасность коронавируса, состоит в том, что большинство его симптомов очень похожи на прочие заболевания органов дыхания, в частности, значительно менее опасных, например ОРВИ, в результате можно очень поздно понять о смертельной опасности. Таким образом, основные симптомы заражения коронавируса — кашель, боль в горле, повышенная температура, насморк, головная боль. При тяжелом течении заболевания симптомы будут включать в себя лихорадку, пневмонию, отек легких, острый респираторный синдром, сепсис, септический шок, вплоть до смертельного исхода.

ЧЕМ ЛЕЧИТЬ КОРОНАВИРУС?

Специальных препаратов, лечащих именно коронавирус, нет. Лечение при заболевании, вызванном новым коронавирусом, заключается в снятии симптомов и поддерживающей терапии. Ведется разработка лекарства, направленного на специфическое лечение коронавирусной инфекции и ее профилактику.

Перенесение болезни и выздоровление не дают иммунитета от коронавируса. Поэтому повторно заболеть при наличии возбудителя достаточно легко. Симптомы пневмонии, которые вызывают вирус, ослабляют органы дыхания и иммунную систему, поэтому после коронавируса переболевший получает больший риск возможного будущего заболевания пневмонией и прочими болезнями дыхательных органов, чем тот, кто не заражался коронавирусом. Особую угрозу коронавирус представляет для пожилых людей и хронически больных (диабет, сердечно-сосудистые заболевания и прочее), кроме более тяжелых симптомов вирус может спровоцировать рецидив хронических болезней.

ПОМОЖЕТ ЛИ МАСКА?

Медицинские маски могут сократить вероятность заражения, однако полной панацеей они не являются, не говоря уже о том, что ВОЗ утверждает, что ношение масок оправдано только при наличии симптомов респираторного заболевания, при подозрении, что это заболевание вызвано коронавирусом. Получается, что здоровому человеку маску носить не нужно. Однако необходимо учитывать, что если не избежать близкого контакта с возможными переносчиками вируса, то маска необходима. Эффективность медицинская маска продемонстрирует лишь в том случае, если соблюдаются и прочие элементарные правила гигиены, в частности, перед надеванием маски руки необходимо дезинфицировать; не касаться надетой маски руками; не дотрагиваться по возможности до поверхностей и предметов, на которых потенциально могут быть частицы коронавируса, при прикосновении руки дезинфицировать (обработкой спиртом, мытьем рук с мылом) и т.п. Маска должна плотно закрывать нос и рот, не допускаются зазоры между лицом и маской; снимать маску можно, только держась за резинки крепления сзади: переднюю часть трогать нельзя ни в коем случае.

При соблюдении вышеприведенных предосторожностей маска будет достаточно эффективным средством защиты от вируса.

КАК ДОЛГО ВИРУС ЖИВЕТ НА ПОВЕРХНОСТИ? КАК БЫТЬ С ALIEXPRESS? НЕ ОПАСНО ЛИ ПОЛУЧАТЬ ПОСЫЛКИ ИЗ КИТАЯ?

Точных данных на этот счет нет, но ВОЗ предполагает, что в течение не менее нескольких часов, потому общественные места являются особенно опасны в плане возможности заражения и распространения вируса. С другой стороны, вирус, предположительно в окружающей среде долго не живет, так как ВОЗ заявляет, что посылки из Китая, полученные, в частности, через сервис AliExpress, безопасны поскольку коронавирусы на поверхностях долго не живут и сроки транспортировки в две недели — достаточное условие для гибели вируса при соблюдении герметичной перевозки. Впрочем, наличие вируса в посылках и письмах — маловероятно при условиях правильного функционирования почтовых отделений и транспорта, особенно в нынешних условиях «государственной паранойи». Однако необходимо учитывать, что нынешний вирус изучен недостаточно и многие предположения о его патогенности, способах передачи в значительной степени остаются догадками, которые врачи строят, основываясь на том массиве информации, который был собран о родственных ему вирусах этой семьи. Потому осторожность необходимо соблюдать и, возможно, отказаться от доставок из Китая до получения точных сведений о времени жизни нового вируса на поверхностях. Нет данных также о том, как вирус переносит жару или холод. Хотя стандартная термическая обработка вирус гарантированно убивает.

РАЗ ВИРУС ТАК ЛЕГКО ПЕРЕШЕЛ ОТ ЖИВОТНЫХ К ЧЕЛОВЕКУ, ПОЛУЧАЕТСЯ, ЖИВОТНЫЕ ОПАСНЫ?

На данный момент медики сходятся на том, что человек получил опасный вирус от мутации подобных вирусов у летучих мышей и змей, которые продавались на торговом рынке в городе Ухань — эпицентре эпидемии. Потому крайне не рекомендуется даже дотрагиваться до сырого мяса без надлежащей защиты рук и сохранять дистанцию. При недостаточной термической обработке не рекомендуется есть продукты животного происхождения. Особую осторожность проявлять надо при контактировании с сырым мясом, молоком и органами животных, не касаться их незащищенными руками. Все эти предостережения касаются в первую очередь диких, а также сельскохозяйственных животных, хотя нет данных, что от последних можно заразиться.

Не зарегистрировано ни одного случая заболевания у домашних животных, таких как собаки и кошки, соответственно, они являются безопасными. По понятным причинам, кошек и собак не стоит выпускать за пределы дома в местностях, где зарегистрированы болезни, связанные с коронавирусом.

ПРАВДА ЛИ, ЧТО ЗАБОЛЕТЬ МОГУТ ТОЛЬКО КИТАЙЦЫ?

Вследствие того, что коронавирус поразил в первую очередь Китай, а после другие азиатские страны, появилось немало спекуляций, что коронавирус затрагивает только людей монголоидной расы, соответственно, этот вирус либо результат биологической войны против Китая, либо утечка биологического оружия из какой-либо китайской лаборатории. Но стоит признать, что эти версии весьма маловероятны. Не в их пользу говорит уже то, что семейство коронавирусов, вызвавших две эпидемии до нынешней вспышки, затрагивало людей немонголоидной расы. В частности, вспышка ближневосточного респираторного синдрома, вызванная одним из коронавирусов в 2012 году, ударила по арабским странам — 80% заболевших граждане Саудовской Аравии, не монголоиды.

Нынешним коронавирусом волне заражаются и европейцы, в частности англичанин Стив Уолш, находившийся по бизнесу в Сингапуре и заразивший еще пятерых британцев, пятерых французов и одного испанца.

Таким образом, коронавирусы представляют угрозу и для европеоидной расы, к которой относятся и русские тоже. Главная причина того, что подавляющее большинство заболевших — монголоиды, заключается в том, что именно в Китае эпицентр эпидемии, а не в Европе. Был бы в Европе — болели бы европейцы. Те же белые, кто контактирует с заболевшими, — вполне заболевают, и России стоит очень внимательно отнестись к угрозе эпидемии, так как нынешний коронавирус, похоже, наиболее заразный среди других. Пока что заразившихся среди российских граждан нет, и будем надеяться, что все так и останется.

КАКИЕ ЕЩЕ ОПАСНОСТИ, СВЯЗАННЫЕ С КОРОНАВИРУСОМ, ПОДСТЕРЕГАЮТ НАС?

Любой форс-мажор, включая вспышку заболевания, от которого нет действенного лечения и которое сильно заразно, вызывает к жизни кучи мошенников, использующих человеческую глупость, продавая «чудодейственные» средства от коронавируса, включая всякие амулеты и обереги, маски, освященные в церкви, и т.п. Сами служители культа предупреждают, что всякие амулеты и чудодейственные маски не помогут от коронавируса и освящение в церкви не является профилактикой!

В Интернете активировались сотни диванных экспертов, они не обладают медицинским образованием, зато утверждают, что знают, как поступать в подобной ситуации.

К примеру, носить на шее заговоренный чеснок, а лучше лимон. Непременно пить алкоголь крепостью не ниже 62 градусов! А если вы убежденный трезвенник, ешьте на ночь сырые яйца или сырую говядину с рынка. Сальмонеллу и «бычий цепень», по их словам, можно будет потом извести, но они в организме убьют любой коронавирус и еще сожрут его.

Именно такие безумные советы можно встретить на просторах Сети. Есть и другие, требующие немалых капиталовложений.

«Купите стайлер для волос, убивающий коронавирус, всего за двадцать девять тысяч рублей или возьмите у нас умный телефон без коронавируса — за каких-то десять тысяч целковых!» И ведь кто-то верит и покупает!

Десятки фирм предлагают провести дезинфекцию в квартирах.

«Наши моечные средства избавят вас от любого коронавируса!»

Так гласит реклама, несмотря даже на то, что, по словам медиков, дезинфекции против нового штамма просто не существует.

«Купите гриб чага — его волшебный отвар избавит любого от коронавируса».

Не избавит. Это всего лишь БАД, а не волшебная таблетка. Так утверждают медики.

Порой встречаются объявления о продаже вакцин от коронавируса.

По словам специалистов, в лучшем случае это интерферон — белковая молекула, в худшем — пустышка, вода в ампулах.

Подобные объявления в Интернете быстро удаляют. Но они появляются вновь и вновь.

Обратите внимание!

Только следование рекомендациям ВОЗ обеспечит реальную и надежную защиту от коронавируса.

В ЧЕМ РАЗНИЦА МЕЖДУ КОРОНАВИРУСОМ И ВИРУСОМ ГРИППА?

Коронавирус и вирус гриппа могут иметь сходные симптомы, но генетически они абсолютно разные.

Вирусы гриппа размножаются очень быстро — симптомы проявляются через два-три дня после заражения, а коронавирусу требуется для этого до 14 дней. Так как же определить у себя наличие коронавируса?

Своевременная диагностика является одним из важнейших мероприятий при возникновении угрозы появления и распространения нового коронавируса на территории России.

Научными организациями Роспотребнадзора менее чем за 7 дней с момента появления информации о структуре генов нового коронавируса разработаны два варианта диагностических наборов для определения присутствия вируса в организме человека.

Наборы основаны на молекулярно-генетическом методе исследования, так называемой полимеразной цепной реакции (ПЦР). Использование этого метода дает тест-системам значительные преимущества.

Первое — это высокая чувствительность: с использованием разработанных тест-систем возможно обнаруживать единичные копии вирусов.

Второе — для диагностирования заболевания нет необходимости брать кровь, достаточно взять ватным тампоном образец из носоглотки. Третье — результат анализа можно получить уже через 2–4 часа.

Как скоро появится вакцина и смогут ли ученые победить коронавирус? О каких дополнительных мерах предосторожности нам стало известно после того, как книга была написана? Обновленная информация ждет вас по ссылке. Просто наведите камеру своего смартфона на этот QR-код.

Глава 5
ГДЕ ЖИВУТ ВИРУСЫ?

МОГУТ ЛИ ВИРУСЫ ЖИТЬ В ЕДЕ?

Мало кто задумывается над тем, что вирусы буквально повсюду. Они есть в нашем организме, в земле, воздухе и воде. Одни из них абсолютно безобидны, другие — таят смертельную опасность. Более того, вкушая очередное блюдо, мы даже не догадываемся о том, что буквально поглощаем вирусы. Известный способ употребления сырого яйца для укрепления связок недавно был признан учеными опасным. Сто лет певцы всего мира пили сырой белок, и вот теперь выяснилось, что это смертельный риск. Звучит странно и дико, но сегодня, хлебнув такой напиток, можно слечь от тяжелой болезни. Куриные яйца могут нести опаснейший вирус — сальмонеллу. Раньше было иначе.

Кстати, перепелиные яйца тоже могут оказаться носителями опасного вируса. Известно, что температура тела перепелок выше, чем у куриц. Это защищает от сальмонеллы. Но на перепелиные яйца вирус может перебраться. А самое неожиданное: по мнению специалистов, сегодня разработки биологического оружия ушли далеко вперед. Теперь вирусы могут буквально встраиваться в генно-модифицированные продукты питания.

Ученые на шестнадцатом Всероссийском конгрессе диетологов заявили — обычные продукты, которые мы покупаем, могут быть настоящей отравой, если они содержат ГМО. Генно-модифицированная пища таит в себе серьезную угрозу.

Если вы любите куриные крылышки, бедрышки или грудку, то эта новость, несомненно, порадует. Генетики создали лысую породу кур и утверждают, что она устойчива к птичьему гриппу. Вдобавок экономится время на ощипывание и расфасовку полуфабрикатов, поскольку у птиц нет перьев

Не менее заманчиво выглядят поросята с геном шпината. Такое мясо имеет ярко выраженный сладковатый вкус. Оно совсем нежирное. Поэтому на упаковке значится: «свинина диетическая».

Для вегетарианцев ученые успешно изменили некоторые виды моркови, салата и картофеля, чтобы дольше сохранялись. А бананы превратили в самые настоящие вакцины против гепатита Б. Ничего не подозревающий любитель тропических плодов, съев такой банан, автоматически становится привитым, ведь в них встроен ген с ослабленным штаммом вируса. Биотехнологи объясняют это гуманными целями, вроде того, что «в ответ на воздействие вируса организм начнет производить антитела, повысит иммунитет и справится с самой болезнью!».

Очень странная забота о людях, не правда ли? Может ли она быть той самой ширмой, за которой проводятся какие-то эксперименты? Как бы то ни было, в истории человечества открыта новая страница. Растениям и домашним животным сегодня прививают феноменальные качества путем геномодификации. Возьмем, к примеру, коз. Взгляд биотехнологов пал на них как на единственных в мире животных, способных кроме молока давать натуральную паутину. Паутина — востребованный материал. Ее используют в пуленепробиваемых жилетах, искусственных сухожилиях, бинтах, и даже в компьютерных чипах. Но для ее получения требуются десятки тысяч пауков и много времени ожидания. Пауки — не пчелы. Улей не построишь. Приручить невозможно. К тому же они друг друга убивают, замедляя процесс плетения.

Поэтому биотехнологи решили скрестить гены паука с генами козы, отвечающими за выработку молока. В результате получился гибрид. Это универсальное животное доят, а паутину отфильтровывают. Правда, пока непонятно, как такое молоко воздействует на людей? Уже есть печальный опыт клонирования человеческих генов и смешивания их с ДНК зародышей коров. Так биотехнологи пытались получить молоко, идентичное молоку кормящих женщин. Однако генно-модифицированная альтернатива в виде детского питания неожиданно оказалась смертельно аллергенной...

И это не все! Под лозунгом «ускоренной эволюции» ученые провели эксперимент. В мышей впрыскивали разные гены. И вдруг — получили неожиданный результат. Мыши стали чирикать, словно птицы. Потом дошла очередь до кроликов и кошек. Их скрестили с медузами. И животные стали светиться в темноте, подобно жучкам-светлячкам. Ободренные полученными результатами, ученые заявили, что могут производить слонов с крыльями, зайцев с львиной гривой и даже крокодилов с заячьими ушами. Вот только зачем?

КАКУЮ ПОЛЬЗУ МОГУТ ПРИНЕСТИ ЧЕЛОВЕЧЕСТВУ ТАКИЕ ГИБРИДЫ? НЕ СТАНУТ ЛИ ЭТИ МУТАНТЫ РАЗНОСЧИКАМИ НОВЫХ, НЕИЗВЕСТНЫХ ВИРУСОВ?

Истинный мотив этих экспериментов стал понятен в 2016 году. Когда британское Агентство по эмбриологии и искусственному оплодотворению заявило, что в Англии начинается использование технологии «CRISPR» для так называемого редактирования генома эмбрионов человека. По сути, англичане объявили о том, что от создания ГМО-продуктов они переходят к созданию ГМО-человека! Естественно, цели провозглашены сугубо благородные: улучшить породу людей, избавить их от наследственных болезней и задать новорожденному набор разных талантов.

Однако противники ГМО-технологий заявили, что раскручивается новый виток евгеники — науки, которая зародилась в Англии еще в середине XIX столетия. Ее основателем был Фрэнсис Гальтон — двоюродный брат Чарльза Дарвина. Евгеника создала почву для узаконенного расизма. Тогда Фрэнсис Гальтон утверждал, что англосаксонская раса имеет все права на мировое господство. Бедняки, бродяги, люди с темным цветом кожи и неблагородных национальностей попадали в так называемые нежелательные социальные группы и должны были подвергнуться немедленной стерилизации.

На основании такой новой евгеники были созданы преступные программы по улучшению генофонда, и не только в нацистской Германии. В Соединенных Штатах Америки стерилизация чернокожих официально осуществлялась хирургическими и химическими методами с 1920 по 1950 год. В Британии фашизм имел и вовсе чудовищные проявления. Только представьте! Англичане массово скрещивали дешевых ирландских рабынь с дорогими африканскими рабами, чтобы получить выносливых метисов!

Сегодня многие эксперты не сомневаются: так называемые гуманитарные программы, якобы помогающие бедным, голодным и больным, на самом деле нацелены на контроль рождаемости и изменение генофонда планеты, чтобы в будущем было легче управлять людьми... Уже в начале XX века зазвучал термин «ген». Ученые выяснили, что наследственность передается с помощью хромосом. Это открытие дало толчок к созданию секретных лабораторий. Крупные державы готовились к войне, и ученые работали над созданием нового, биологического оружия. Одно из направлений было связано со скрещиванием непохожих животных: собак с кошками, крыс с бобрами, тигров со львами, а обезьян с человеком.

Такое скрещивание, такой нездоровый интерес к генетике был напрямую связан с выведением нового вида млекопитающих, этаких послушных химер-убийц, мутантов, которые могли бы стать в армии весомой боевой единицей. Тогда у ученых ничего не получилось. Гибриды бесплодны, потомства не дают. То есть в природе существует некий механизм, препятствующий размножению химер...

Однако сегодня ученым удалось обойти этот закон природы. Они научились внедрять любой ген в растения, насекомых, животных, рыб, птиц и человека. Но вместе с этими экспериментами возник и неожиданный негативный эффект.

Если еще 25 лет назад всем казалось, что наступила золотая эра биологии. Что генная инженерия способна создавать растения, которые можно выращивать не только в вечной мерзлоте, но даже на Марсе, то сейчас эйфория исчезла. Наступил период отрезвления. Из-за посевов трансгенных культур стали исчезать пчелы, насекомые, млекопитающие. Произошло уничтожение жизненно важных бактерий, ответственных за образование и плодородие почвы. А после этого появились новые болезни.

В октябре 2000 года в США разгорелся скандал. Там продавали кукурузу, в которую был добавлен ген, ответственный за синтез пестицидов, уничтожающих кукурузного червя. Этот белок представляет мощный человеческий аллерген, не переваривается, не разрушается при высокой температуре и приводит к развитию аллергических реакций, вплоть до шокового, бессознательного состояния. Самое жуткое в том, что такая кукуруза поступала на рынок. В результате тысячи людей, даже не подозревая того, оказались участниками грандиозного эксперимента, результаты которого будут видны только следующим поколениям.

За всю многолетнюю историю существования ГМО в мире было сделано всего восемь исследований на тему «Как влияет

ГМО на потомство?». Четыре из них — российскими учеными, показавшими негативное влияние трансгенных семян на репродуктивную систему мышей, крыс и хомячков. После этого все исследования на эту тему были закрыты. Любая попытка проверить трансгенную еду на токсичность, аллергены и опасность для окружающей среды ведет к одному: исследователей увольняют с работы и изолируют от всемирного научного сообщества. Но почему?

ЧТО СКРЫВАЮТ ОТ ОБЩЕСТВЕННОСТИ ТРАНСНАЦИОНАЛЬНЫЕ КОРПОРАЦИИ?

Недавно в Европейском союзе продлили лицензию глифосата на 5 лет, и решающий голос был отдан Германией, что, по словам исследователей, поразило не только немецкий народ, но и стало неожиданностью для политической элиты. Известно, что глифосат — это самый широко применяемый гербицид для уничтожения сорняков. Международное агентство по изучению опухолей считает, что глифосат способен вызывать рак, поскольку обнаружена его способность повреждать ДНК. По крайней мере, в мае 2019 года американский суд на 2 млрд долларов оштрафовал известный концерн, удовлетворив иск супружеской пары из Калифорнии, которая предъявила обвинение, что воздействие глифосата вызвало у них рак крови.

...Одним из аргументов химической промышленности для использования генно-модифицированных культур было уменьшение использования пестицидов и гербицидов. Однако на деле это оказалось неправдой. Для выращивания ГМО требуется невероятное количество химических средств. А сами трансгенные продукты, по версии их противников, не просто выгодный бизнес — они созданы, чтобы переписывать наш генетический код посредством модификации и редактирования генов.

Результат у этого действительно страшный. Так сегодня в американских штатах Миссури и Теннесси местные жители расправляются с посевами трансгенной сахарной свеклы. Людей уже не пугает перспектива тюремного заключения. Для них гораздо страшнее, что из-за посевов ГМО, как они считают, рождаются больные дети.

Как утверждают эксперты, самая тяжелая доля испытаний выпала на Аргентину, пахотные земли которой стали первым экспериментальным полигоном биотехнологов США. Помимо зерновых культур здесь выращивают ГМО-табак. Среди местных крестьян, по словам врачей, уже нет ни одного здорового: неизлечимые аллергии, кожные заболевания, многочисленные синдромы: олигофрения, умственная отсталость, слабоумие. А две трети семей, по словам местных медиков, здесь вообще не могут зачать детей...

Ученые выяснили, что при употреблении такой пищи, чужеродный ген безудержно штампует клетки и днем и ночью, подобно раковой клетке, которая выходит из-под контроля регуляции организма и начинает безудержно размножаться, приводя к возникновению раковых опухолей. По этому принципу людей «раздувает» и от употребления трансгенной еды...

По словам диетологов, каждая третья американка носит в себе как минимум по 25 лишних ведер воды и жира! Этих толстушек уже не спасут тренажеры. Недавно выяснилось, что люди, употребляющие фастфуд не способны похудеть самостоятельно, даже если станут голодать.

Подсчитано, что всего за одну секунду здесь поглощается 2818 сосисок. Средний американец съедает в год около ста десяти килограммов гамбургеров и выпивает более 500 литров сладкой газировки. По данным социологов, 300 тысяч американцев ежегодно умирают от болезней, вызванных лишним весом. То есть ожирение в США, как причина преждевременной смерти, обогнало даже курение. А недавно достоянием гласности стало и еще одно неприятное открытие... Выяснилось, что трансгенная пища ослабляет мыслительные способности...

По словам исследователей, поскольку сахар в Америке обложен тройным налогом, производители добавляют в пищу Франкенштейна дешевый кукурузный сироп, который здесь называют корн-сироп.

Подобных весовых гигантов только в США, по официальной статистике, уже почти треть населения. По прогнозам к 2030 году их здесь будет насчитываться более половины. И бурный рост ожирения во всем мире, по словам ученых, вызван прежде всего питанием, которое навязывают нам транснациональные корпорации...

Три столпа, на которых держится пищевая промышленность, — это соль, сахар и жир. Каждый из них может вызывать у человека привыкание и неодолимую тягу к продукту. Неспроста же сахар сегодня добавляют практически во всё, даже в томатный соус. Хитрость заключается в том, что чем больше мы едим сладкого, тем больше нам его хочется. И это — настоящая ловушка. Эксперименты с лабораторными крысами показали, что сладкое буквально сводит их с ума и парализует инстинкт самосохранения. При поедании шоколадного батончика или сгущенного молока крысы получали удар электрическим током — приходили в себя и вновь набрасывались на лакомство. Искусственное счастье продолжается недолго. Не проходит и 15 минут, как настроение падает, возникает усталость, и человеку вновь хочется испытать состояние блаженства. И вроде чувства голода нет, а всё равно тянет выпить газировки, съесть чипсов, плодово-ягодный пирожок или шоколадный батончик...

Но мало кто знает, что сахар — это не продукт питания, а химическое вещество в чистом виде, добавляемое в пищу для улучшения вкуса. В конце XIX века люди в среднем съедали в год 2 килограмма сахара. Сегодня — почти 40 килограммов. Фастфуд окутал своей сетью всё мировое пространство.

Но откуда берется такое гигантское количество сахара для производства быстрой еды? Один из источников — генно-модифицированная свекла. Но есть более дешевый вариант. В газированные напитки, молочные коктейли, мороженое, и даже в соус гамбургеров добавляют искусственный подсластитель — аспартам. Он в двести раз слаще обычного сахара и в десять раз дешевле.

Еще в 1999 году популярная британская газета Independent опубликовала статью, на которую почему-то не обратили внимание. В ней говорилось о том, что аспартам производится из генно-модифицированных бактерий! Приводились факты, что транснациональные корпорации сознательно добавляют опасный для здоровья подсластитель во все газированные напитки, жевательные резинки и даже кетчупы. Самая крупная американская химическая корпорация прославилась еще в 60-е годы, поставляя на вьетнамскую войну диоксин — для уничтожения сельскохозяйственных посевов и растительности в джунглях. Больше миллиона вьетнамцев стали наследственными инвалидами. После войны корпорация переключилась на производство ГМО...

Сегодня эта корпорация не только монополизировала продажу искусственного подсластителя, но и половину всех генно-модифицированных культур в мире производят из ее семян.

Казалось бы, а что плохого в том, что успешная компания стремиться стать единоличным лидером в сфере мирового агробизнеса?

ГЛАВА 6
ВИРУСЫ, КОТОРЫЕ В НАС ЖИВУТ

ПРАВДА ЛИ, ЧТО ЕСТЬ ВИРУСЫ, КОТОРЫЕ ПОМОГАЮТ ЗАБЕРЕМЕНЕТЬ?

Да, такие вирусы есть. Об этом никто не говорит, но эти вирусы могут спать в человеческом организме многие годы, затем неожиданно активироваться и влиять на нас самым разным способом.

Так, шокирующие результаты последних исследований показали, что в организме женщины есть вирусы, которые помогают ей забеременеть. Это эндогенные вирусы.

Оказывается, женский организм воспринимает сперматозоиды как враждебные клетки. И иммунные клетки обязательно уничтожили бы их, если бы не одно «но»! Как раз в тот момент, когда сперматозоид попадает в организм женщины, активизируются эндогенные вирусы. Они блокируют работу иммунных клеток-сторожей, и сперматозоид доходит до яйцеклетки. Благодаря этому происходит зачатие...

Мало того, ученые считают, что самим появлением homo sapiens — человека разумного — на Земле мы обязаны вирусам.

К такому выводу исследователи пришли, когда сравнили два генома: обезьяны и человека. Оказалось, что они совпадают на 99,5 процента. Но самое невероятное — это то, что оставшиеся полпроцента генома различаются только количеством генных копий. Так, в организме человека в 10 раз больше генов белка, чем у приматов. А ведь именно белок отвечает за умственное развитие человека.

Это означает, что благодаря ему мы можем логически мыслить и рассуждать. Такое различие между количеством генных копий. Это могло получиться только в результате сильного воздействия на ДНК человека извне. И сегодня ученые не сомневаются — это воздействие оказали именно вирусы!

Но самое главное даже не в этом. Совсем недавно ученые сделали просто ошеломляющее открытие. Они расшифровали геном человека, и выяснилось, что он на треть состоит из так называемых «мусорных» генов. То есть генов, которые не выполняют никакой роли в организме человека. Они не влияют на наследственность, не делают человека умным или глупым и не передают генетические болезни. Но именно эти гены помогают вирусам внедряться в организм человека. Когда ДНК вируса проникает в клетку, он встраивается как раз в ту часть ДНК, которую занимают «мусорные» гены. Это пространство словно специально освобождено для того, чтобы вирусы поселились в нем...

Получается, что вирусы — это необходимая составляющая нашей жизни. Без них не смог бы родиться ни один человек на Земле. Но и с ними жить трудно. Ведь они внедряются в наш организм и становятся причиной большинства заболеваний... Это невероятно, но даже шизофрения, которую мы считаем чисто психическим заболеванием, на самом деле вызвана вирусами. Не говоря уже о гастрите, вирус которого проникает в наш организм уже в первые годы жизни и активизируется, как только для него создаются благоприятные условия.

Получается, что микроскопические вирусы, которые даже не могут жить вне клетки, способны повлиять на поведение человека и даже полностью подчинить его себе. Они могут уничтожить человечество или, наоборот, помочь ему в развитии.

КАК ВИРУСЫ ПРИНИМАЮТ РЕШЕНИЕ — ВРЕДИТЬ ОРГАНИЗМУ ЧЕЛОВЕКА ИЛИ ПОМОГАТЬ ЕМУ?

Самый распространенный вирус на Земле — вирус гриппа. Попадая в организм, он за считаные минуты заражает тысячи клеток, и человек заболевает. У него поднимается температура, начинаются насморк и кашель. Но самое удивительное — это то, как вирус проникает в клетку. На его поверхности множество ворсинок одинаковой формы. Ученые называют их ключиками, поскольку именно с их помощью вирус заходит в клетку. Делает он это, можно сказать, обманным путем.

Он как бы подбирает секретный код, и клетка организма даже не замечает, что в нее проник враждебный вирус, который намерен сначала перестроить работу, а затем — просто уничтожить ее... Заражая организм человека, вирус ведет себя так хитро и обдуманно, что ученые предположили: вирусы — это особая форма разумной жизни. Они похожи на пришельцев, которые внедряются в организм человека, чтобы управлять нашими действиями и подчинить себе нашу жизнь...

Загадку для ученых представляют действия вирусов в организме человека. Эти мельчайшие сущности не изучены до сих пор. Ученые наделяют их самыми невероятными свойствами, даже разумом.

Вирусы отличаются от бактерий тем, что они не могут жить сами по себе. Они проникают в клетку и живут за ее счет. Однако один и тот же возбудитель поражает крайне избирательно. Он может уничтожить организм, но оставить в живых другой точно такой же. Почему? Ученые пока не могут ответить на этот вопрос. Они лишь выдвигают самые невероятные гипотезы.

Но крохотный вирус, попавший в клетку, начинает не только жить за ее счет, но и управлять всем организмом. Вирус бешенства. Верного пса, друга человека, он делает врага. Любая, даже самая спокойная, собака становится агрессивной и неуправляемой. Выполняя волю вируса, она бросается на хозяина и кусает его до крови. Только так микроб может проникнуть в клетку очередной жертвы и поселиться там. Вирус способен проникнуть в мозг и отключить все его функции.

Бешенство у человека протекает иначе, но и в этом случае вирус воздействует на мозг. У зараженного наступают резкая водобоязнь и аэрофобия. Любое колебание воздуха вызывает боли и мышечные судороги. Из-за спазма человек не способен выпить даже стакан воды. Появляется агрессия и извращенный аппетит. На поздней стадии человек продолжает жить, но личности уже не существует. Смерть наступает неизбежно. Но возможно ли с помощью генной инженерии отключить способность убивать и усилить какое-нибудь другое свойство? Например, полностью разрушать личность?

ВИРУС ДРУЖЕЛЮБИЯ

Менять поведение людей способен даже обычный вирус гриппа. Обычно человек замечает только последнюю стадию болезни, когда поднимается температура и ощущается ломота во всем теле. Однако у этой заразы есть еще один, почти бессимптомный этап. На этой стадии зараженный становится чрезвычайно дружелюбным. Но не сам по себе, а под влиянием вируса.

В Америке ученые провели эксперимент. Они наблюдали за поведением группы добровольцев, вакцинированных от гриппа. Прививка содержит лишь части штамма, и болезнь протекает в легкой форме. Именно на этой стадии ученым удалось увидеть, как вирус гриппа меняет поведение людей. Представители контрольной группы становились чрезвычайно активными. Их неудержимо тянуло к друзьям, в общество, в людные места. Круг их общения увеличился в два раза, а время, проведенное с каждым человеком, упало с 33 минут до двух с половиной. Не потому ли многие гриппующие вспоминают, что перед болезнью они прибывали в легкой эйфории?

Возможно, раскрепощающие свойства вирусов можно будет применить для лечения психических расстройств.

МОЖЕТ ЛИ ЭТО ОЗНАЧАТЬ, ЧТО ВИРУС РАЗУМНЫЙ?

Впервые ученые заговорили о том, что вирусы — это разумные существа, когда изучали поведение муравьев-древоточцев. Исследователи заметили: насекомые ведут себя так, словно ими кто-то управляет. Внезапно они перестают искать пищу и строить муравейник. Насекомые покидают колонну и в полном одиночестве — что совсем не характерно для них — направляются на поиски свежих листьев. Найдя нужный листок, они вцепляются в него зубами и погибают. Но самое интересное происходит через несколько дней. Из тела муравья вырастает гриб — кордицепс. Ученые исследовали его в лаборатории и пришли к выводу: он заражен вирусом, который способен манипулировать поведением муравьев!

Гриб выбрасывает споры на землю. Вдыхая их, муравей заражается вирусом и становится, можно сказать, его «рабом». Он следует в наиболее комфортные для своего «хозяина» условия — в среднюю крону леса — и там погибает. А гриб благополучно прорастает и выпускает новые споры с вирусом...

Доктор биологических наук Юрий Симаков давно занимается изучением природы вируса. Однажды он заметил странную закономерность между смертями однокурсников и их работой. Все они были биологами и изучали раковые клетки. А вскоре умерли именно от рака. Этот случай натолкнул Симакова на мысль, что клетки, бактерии и вирусы могут иметь память.

Биолог наполнил несколько чашек Петри гетеротрофными бактериями. Бактериями, которые в качестве своего источника энергии используют органические соединения. Затем он изготовил несколько цементных кубиков, в которые «замуровал» различные бактерии. После этого мертвые бактерии, которые находились внутри цементных кубиков, биолог поместил к живым бактериям в чашку Петри. Дальше произошло невероятное... Живые бактерии отреагировали на мертвых собратьев! И выстроились в замысловатый рисунок — фрактал... Это означает, что мертвые бактерии уловили информационный сигнал от живых и в ответ образовали необычный узор.

Биолог заметил, что бактерии могут обмениваться информацией даже на расстоянии до 25 сантиметров. Дальше ученый предположил, что бактерии могут так же реагировать даже на ДНК мертвых организмов. Чтобы экспериментально это проверить, он поместил в одну из чашек Петри зуб человека, который умер сто лет назад. Удивительно то, что с него живые бактерии так же сумели «считать» информацию.

Даже в спящем или мертвом состоянии бактерии могли передать генетическую информацию своим собратьям. Вот только как — пока неизвестно. Но результаты эксперимента говорят о том, что с помощью информационного обмена вирусы легко могут распространиться по всей планете до невероятных масштабов. Хотя на это необходимо время.

При этом вирус совершенно непредсказуем. Как он возникает и переносится — загадка. Считается, что многие вирусы передаются по воздуху, просто одни сразу поражают клетки человека, а другие постепенно. И если СПИДу для убийства организма требуется 7–10 лет, то для вируса Эбола достаточно десяти дней. Живут вирусы тоже по-разному. Если вирус СПИДа после глотка кислорода умирает через 20 секунд, то вирус Марбурга сохраняет свои качества даже после 5 дней нахождения на воздухе. Разгоревшаяся эпидемия этого вируса способна навсегда убить любой живой вид, в том числе и человека. Исследователи считают: динозавры когда-то вымерли от подобного вируса.

Все потому, что вирусы необычайно быстро рождаются, стремительно мутируют и так же неожиданно могут исчезнуть. Главная опасность в том, что вирус может стремительно трансформироваться в новейшие формы, которые грозят человечеству смертельной опасностью.

При этом уничтожить вирус практически невозможно. Он не боится холода и отлично выживает при самой низкой температуре.

Может годами храниться в жидком азоте при температуре минус 250 градусов.

Долго время ученые считали, что вирус может погибнуть при высокой температуре, например при пастеризации, когда продукт нагревают до 60—70 градусов. Но, как выяснилось, и это до конца не уничтожает вирусы. Сегодня никто не знает, что может убить вирус.

Из-за неэффективности антибиотиков в мире ежегодно умирают 700 тысяч человек. При этом, по прогнозам, к 2050 году смертность может увеличиться до 10 миллионов. Опасные бактерии стремительно эволюционируют и развивают иммунитет к антибактериальным препаратам.

Но вот вопрос: если вирусы способны манипулировать живыми организмами, то какова их главная цель? Что они делают на нашей планете? И почему человечество никак не может справиться с ними? Некоторые исследователи считают: вирусы нужны для того, чтобы регулировать численность населения на Земле. Ведь каждый день на нашей планете рождается около 250 тысяч человек. И если представить, что все люди будут умирать в пожилом возрасте, то через 50 лет население Земли достигнет 100 миллиардов!!! Людям будет просто негде жить. Начнутся территориальные войны, и человечество само себя уничтожит... А вирусы — это простой и абсолютно бескровный способ контроля численности населения.

ВИРУС ЛИХОРАДКИ ЭБОЛА. ИСТОРИЯ ОДНОЙ СЕНСАЦИИ...

Вирус лихорадки Эбола только под микроскопом выглядит нестрашно. Такая затейливая загогулина, похожая на китайский иероглиф. Другое дело, когда ты держишь его в руках и понимаешь — вот этой ампулы с мутноватой жидкостью достаточно, чтобы уничтожить половину человечества Земли.

...В скафандре было очень жарко, все время запотевало лицевое стекло, через загубник с непривычки было трудно дышать. Внезапно откуда-то сверху ударил яркий свет. Истошно закричали обезьяны. «Вирус лихорадки Эбола. Штамм Заир», — прочитал я еще раз надпись на ампуле и передал ее командиру группы. Тот будничным жестом свернул опасной ампуле «головку». Шприц всосал смертельное содержимое без остатка...

О том, что биологический спецназ российского Министерства обороны работал с самым страшным вирусом в истории человечества, знал только узкий круг руководителей страны, да я, капитан Прокопенко, который оказался в этой лаборатории в силу цепочки странных и загадочных обстоятельств.

За окном стоял ничем не примечательный 1994 год.

Уже отгремели в Москве выстрелы по Белому дому, но война в Чечне еще не началась... Саддам Хусейн пока у власти, но санкции, которые приведут его на виселицу, уже введены... Уже ни для кого не секрет, что Ельцин пьет, а Клинтон — гуляет... Хотя, в Барвихе — рюмку с утра еще не отбирают, а роковое платье практикантки Белого дома еще даже и не куплено... Неинтересный был год, скучный. Пожалуй, только одно делало его примечательным. Смертельный вирус неизвестного происхождения за считаные недели в Африке выкосил несколько тысяч человек. Распространялся он подобно простуде, от простого чиха. Умирал человек в страшных муках в течение двух недель. А самое страшное заключалось в том, что вся современная медицина перед этим таинственным вирусом была бессильна. Подобно СПИДу он был безнадежно неизлечим. А ведь мало кто знает, что спасительное лекарство от смертельного вируса было создано именно в России... В тот самый «неинтересный» 1994 год. Сегодня думаю: если бы не простая случайность, никто бы, наверное, об этом и не узнал. А дело было так.

Однажды я оказался в кабинете начальника Главного управления Генштаба.

Пили чай. В углу генеральского кабинета сам с собой разговаривал телевизор. Шли новости о том, что в Африке никак не могут справиться с вирусом лихорадки Эбола. Что вакцины не существует, мировая медицина бессильна. В общем — все плохо... И тут Станислав Вениаминович как-то буднично мне и говорит:

— А ты знаешь, мои-то мóлодцы сделали вакцину...

— Какую вакцину? — не понял я.

— Вакцину против лихорадки Эбола...

— Не может быть! — Я даже подпрыгнул.

— Может! — ответил генерал-полковник. — Уже и клинические испытания на обезьянах провели. Так что есть у нас, чем ответить на вирус лихорадки Эбола...

Меня даже пот прошиб... Я понимал: сейчас мне в руки, просто так, идет самая настоящая мировая сенсация, и упустить ее я не имею права... Тогда почти шепотом, чтобы не спугнуть внезапно привалившее счастье, я тихонько ему и говорю:

— Станислав Вениаминович! Это ведь величайшее открытие в истории человечества! И мир об этом должен узнать!

— Да ты что, какой там мир, — отмахнулся генерал-полковник. — У нас даже в ГРУ об этом знают единицы. Это ж военная тайна!

— Но если вы молчите про свое лекарство от вируса лихорадки Эбола, тогда зачем она вообще? — не понял я.

— Вакцина против вируса лихорадки Эбола сделана на случай биологической атаки, — мягко ответил генерал-полковник. — Ты думаешь, чего американцы развели такую бодягу вокруг этого Эбола?... Это для гражданских медиков он — неизлечимый вирус. А для военных — просто находка. Идеальный компонент для создания нового вида биологического оружия. Зарядил любой снаряд этим вирусом — и, считай, война окончена... А у нас на этот случай — совершенно секретная вакцина, — сказал генерал-полковник и выключил телевизор с новостями из Африки.

Все было понятно. Подумал я: все пропало... Вакцина навсегда останется секретной...

Мировой сенсации не будет.

И тогда я решился на отчаянный шаг.

— Товарищ генерал! — Я даже встал со стула. — Ваша «совершенно секретная» вакцина не стоит выеденного яйца!

— Не понял? — От неожиданности Станислав Вениаминович вроде как растерялся. — Почему же не стоит?

— Да потому, — ответил я, — что через неделю или через месяц о вашей сверхсекретной вакцине против лихорадки Эбола узнают в ЦРУ... Через два месяца они поставят на уши всю московскую резидентуру, разобьются в доску, но получат образец вашей вакцины... Через три — они сделают такую же вакцину. А на следующий день агентство Рейтер расскажет о мировой сенсации. О том, как американские ученые не ели, не пили — вакцину против вируса лихорадки Эбола придумывали... В результате вы останетесь с вакциной, секрет которой уже никому не будет нужен... Американцы опять окажутся спасителями мира... Мой друг из агентства «Рейтер» Пол Симпсон получит премию за журналистскую удачу... А я останусь ни с чем. Обидно, — упавшим голосом закончил я.

...Я ждал бури. И готов был на все. Генерал-полковник, человек, у которого на тот момент в подчинении был арсенал таких смертоносных веществ, что всю планету Земля можно было бы уничтожить несколько раз — молчал... Он молчал, а потом внезапно спросил:

— Что ты предлагаешь?

И тут я понял: я выиграл...

— Предлагаю! Немедленно допустить меня на объект, где работают с вирусом лихорадки Эбола, — срывающимся от волнения голосом сказал я, — и разрешить сделать об этом репортаж в программу «Время».

...В тот день генштабовский коридор мне показался особенно длинным, а часы в приемной начальника Главного управления Генерального штаба невыразимо медленными...

Минут через пятнадцать Станислав Вениаминович вернулся. Он протянул мне бумагу. Это была директива, только что подписанная лично министром обороны. Согласно этой директиве я, капитан Прокопенко, получал допуск на территорию, пожалуй, самого засекреченного военного объекта в мире — Вирусологического центра Министерства обороны...

На следующий день я уже надевал скафандр, чтобы пойти в «третью зону», туда, где работают с самыми опасными вирусами на планете.

...Было жарко, через загубник с непривычки было трудно дышать. Откуда-то сверху ударил яркий свет. Чувствуя приближение апокалипсиса, истошно закричали обезьяны. «Вирус лихорадки Эбола. Штамм Заир», — прочитал я еще раз надпись на ампуле и передал ее командиру группы. Тот будничным жестом свернул опасной ампуле головку. Шприц всосал смертельное содержимое без остатка...

На следующий день все мировые агентства со ссылкой на мой сюжет в программе «Время» сообщили о мировой сенсации: российские ученые первыми в мире открыли иммуноглобулин против вируса лихорадки Эбола.

Вечером у меня дома зазвонил телефон. Это был начальник Вирусологического центра Министерства обороны генерал-лейтенант Махлай. Он сказал всего несколько слов. Я помню их до сих пор. Он сказал:

— Капитан, ты не представляешь, что ты сделал!

Только что стало известно: мы представлены Президентом к Государственной премии. Иммуноглобулин против вируса лихорадки Эбола руководством страны приняло решение рассекретить и передать во Всемирную организацию здравоохранения. За окном стоял «неинтересный» 1994 год...

Несколькими годами позже все, что касается вируса лихорадки Эбола, внезапно исчезло из средств массовой информации. А это означало только одно: американцы, а именно они оказались первыми в зоне трагедии, приступили к секретным исследованиям этой неизвестной и страшной болезни.

ВИРУС ЛИХОРАДКИ ЭБОЛА — БИОЛОГИЧЕСКОЕ ОРУЖИЕ XXI ВЕКА

Исследования нового смертельного вируса были окружены беспрецедентными мерами секретности, однако утечки информации все же происходили. В частности, стало известно, что в Форт-Детрике и других секретных лабораториях американцы пытаются приручить вирус Эбола, ведутся работы по созданию методики действий в зараженной зоне, американцы пытаются создать вакцину, а также решить сложнейшую задачу рекультивирования вируса Эбола, то есть размножения.

Согласно требованиям Международной конвенции о запрещении биологического оружия США обязаны были незамедлительно поставить мировое сообщество в известность о проводимых исследованиях неизвестного вируса, однако все эти работы объявляются закрытыми, а самое странное, что в США начинают стремительно расти ассигнования на биологические исследования.

Только по официальным данным, с 1981 по 1986 год эти суммы выросли в четыре раза и составили 73 миллиона долларов. За это время, судя по открытым источникам, американцы весьма далеко продвинулись в изучении вируса-убийцы, была произведена модернизация ведущих исследовательских центров для работы с особо опасными вирусами. Между тем в 1987 году неожиданно происходит новая вспышка заболеваний лихорадкой Эбола. Независимые эксперты говорят о возможности испытания нового биологического оружия на основе вируса Эбола.

Документальных свидетельств тому, что вспышка лихорадки Эбола — результат испытания новейшего биологического оружия, нет, однако ясно, что вирус с такими жуткими свойствами — настоящая находка для создания биологического оружия. Ведь, в сущности, что такое биологическое оружие? Это ампула, вставленная в снаряд или бомбу, или животное, зараженное смертоносным вирусом.

Важно вспомнить, что в 1975 году в эпицентре вспышки вируса лихорадки Эбола американцы оказались первыми и практически никого туда уже не допустили. Данные, которые американские ученые получили в зоне эпидемии, тотчас были засекречены и результаты исследований до сих пор неизвестны.

Лабораторные животные — главный инструмент исследования. Установлено, что вирусу Эбола подвержен не только человек, но и некоторые виды крыс и обезьян. До сих пор ученые не пришли к единому мнению, что это — вещество или организм. Непонятно и происхождение этого таинственного вируса. Именно поэтому здесь работают с настоящим, реальным возбудителем. Имитация, теоретические изыскания — все это остается там, за пределами зоны. Здесь все по-настоящему: и вирус, и опасность, смерть подопытных животных.

Задача исследователей сложна, и объясняется это тем, что вирус лихорадки Эбола вобрал в себя все самые зловещие признаки наиболее опасных болезней. Он способен передаваться с легкостью обычного гриппа, а значит, защиты от него практически нет. Нет и способа убить вирус. Он невосприимчив к любым формам воздействия, а самое главное, лихорадка Эбола буквально съедает изнутри любой живой организм в течение двух недель.

НО КАК ПОЯВИЛИСЬ ВИРУСЫ И КАКОЙ ИЗ НИХ САМЫЙ ДРЕВНИЙ?

Сегодня биологи пытаются разгадать главную загадку — происхождение вирусов. Версий на этот счет немало. Возможно, вирусы — самые древние жители Земли. Некоторые виды микроорганизмов исследователи находят прямо в кратерах вулканов. Как оказалось, вирусы прекрасно выживают при температуре в несколько тысяч градусов по Цельсию. Причем время над вирусами бессильно!

Так, в 1923 году английские археологи Говард Картер и лорд Карнарвон в Долине Царей, близ Луксора, обнаружили гробницу

Тутанхамона. Мумия фараона лежала в золотом гробу, вокруг было множество неразграбленных сокровищ. Ошеломленный такой сенсационной находкой, Говард Картер не заметил у входа погребальной камеры предостережение. Надпись гласила: «Вилы смерти пронзят того, кто нарушит покой фараона». Спустя два месяца Джордж Карнарвон скончался в Каире от сильнейшей пневмонии. Тогда-то и заговорили о проклятье фараона. Смерть лорда, скорее всего, позабыли бы, если бы не странные обстоятельства. Следом скончались еще семеро участников раскопок. Стало ясно — единственным проклятьем фараонов был неизвестный вирус, которым заразилась вся экспедиция. Исследователи допускают: внеземной вирус прожил в гробнице более трех с половиной тысяч лет. И мог бы прожить столько же, если бы его не разбудили...

Сегодня исследователи полагают, что археологи, которые вскрыли гробницу, скончались от того же вируса, что и Тутанхамон. Вирус, от которого скончались почти все члены экспедиции, вскрывшие гробницу фараона, вызывал сильнейшую пневмонию. Но мог ли это быть вирус атипичной пневмонии или SARS? В ноябре 2002 года в китайской провинции Гуандун от этого вируса скончался первый инфицированный. Его симптомы точь-в-точь напоминали течение болезни египетских археологов. Исследователи считают, что, несмотря на то что вирус атипичной пневмонии зафиксировали только в новое время, он пришел к нам из глубокой древности.

И возможно, первая вспышка была в Египте. Но определить это точно уже никому не удастся. Сегодня ученые только могут фиксировать новые вспышки различных вирусов. Какая по счету эта вспышка, не знает никто. Как и о том, новый это вирус или он пришел к нам из древности.

Ведь биологи до сих пор не разгадали природу появления вирусов. Вирусы умны. Их способность встраиваться в ДНК удивляет. Едва коснувшись здоровой клетки, вирус в ту же секунду начинает перепрограммирование ДНК. И клетка, которая еще мгновение назад была здоровой, принимается также убивать. Весь научный мир признается: наука до сих пор не понимает природы этих странных созданий. До сих пор не знает пути эволюции вируса. Предугадать, где и когда появится новая эпидемия, невозможно.

Так, в 2008 году племя, которое не знает даже минимальных благ цивилизации, стало вымирать. От неизвестной болезни. Варао — так называется этот народ. Что в переводе означает «люди лодки». Такое название племя получило не случайно, варао обитают в дельте реки Ориноко. У народа свой собственный язык. Их численность сегодня составляет 20 тысяч человек. Но с каждым днем возрастает риск полного исчезновения этого уникального племени. Ведь место, где живет племя, окружено непроходимыми лесами и болотами. И это сильно затрудняет обеспечение медицинской помощью. Именно поэтому никаких существенных мер не принимается. Власти соседней Венесуэлы опасаются, что болезнь племени варао может пересечь границу.

При этом странный вирус очень похож на вирус Марбурга. Это один из самых страшных и необычных вирусов, известных человечеству. Также известен, как геморрагическая лихорадка Мариди. Болезнь начинается остро, с быстрым повышением температуры тела до самого предельного уровня. Головная, мышечные и суставные боли. Еще через несколько дней у человека наступает поражение внутренних органов, появляется кровоточивость слизистых оболочек. Больной становится невменяемым. Это только некоторые из этапов течения заболевания. Где именно впервые появился вирус — неизвестно. Но по одной из гипотез, он самый древний на Земле.

Шокирующее открытие недавно сделали и зоологи. Три года назад в одной из пещер Хорватии на глубине более километра обнаружили многоножку аид, или адскую многоножку. Это многоклеточное животное из-за крайне замедленной скорости метаболизма ученые называют самым настоящим зомби. Но самое невероятное заключается в том, что подобных многоножке аид организмов, способных выживать в самых экстремальных условиях, с каждым годом обнаруживается все больше. И общий вес всей этой скрытой биосферы составляет около двадцати трех миллиардов тонн, что почти в 300 раз больше массы всех людей на планете.

Но самое невероятное, недавно выяснилось, что вирусы живут даже в вечной мерзлоте. Российская научная экспедиция обнаружила новый штамм в Антарктиде. К нему нет иммунитета ни у людей, ни у животных. Пока опасный вирус находится под толщей льда, где он пролежал уже миллионы лет. Однако, по мнению ученых, Земле грозит глобальное потепление. И в этом случае опасный вирус вырвется на свободу. К 2021 году Антарктида может быть поделена, и тогда во льдах начнутся разработки. Эпидемиологи полагают: получив живой материал для паразитирования, вирусы начнут активно мутировать, и человечество атакуют десятки неизвестных болезней. Коронавирус 2019-nCov — это никакая не сенсация. Так уже было в далекой древности...

Глава 7

МИКРООРГАНИЗМЫ, КОТОРЫЕ НАМИ УПРАВЛЯЮТ

Принято считать, что человек — автор всех своих поступков. И хороших, и плохих. Оказывается, нет! Сенсационное открытие сделали чешские ученые. В поисках ответа на вопрос: как мы принимаем решение, они пришли к шокирующему выводу. Нашими мыслями управляют! Наши решения нам буквально вкладывают в мозг! Мы действуем не по своей, а навязанной нам воле. Но кто этот могущественный манипулятор? Как ему стал подвластен разум — самый мощный инструмент человеческой расы?... Распутывать этот клубок чешский эволюционный биолог Ярослав Флегр начал с крохотного микроорганизма под названием токсоплазма. Ему стало *интересно, как токсоплазма влияет на поведение человека. Можно ли ее влиянием на меня объяснить какие-то мои черты характера.*

Открытие не заставило себя долго ждать. Оказалось, что мельчайший паразит способен диктовать человеку свою волю. Он полностью меняет его личность, становится вторым «я», причем, совершенно незаметно.

Догадка чешского ученого заинтересовала биологов во всем мире. Одна за другой стали выходить научные статьи о всесилии микроорганизмов. Выяснилось, что крошечные сожители имеют прямой доступ к мозгу. Почти все они могут диктовать нам свою волю, В их власти находятся самые важные эмоции человека. Но какие именно? Неужели наша личность — всего лишь набор бактерий? И, наконец, прозвучала самая шокирующая догадка: а что если они и человека создали для своих нужд?

Вера, любовь, отвага, аппетит, необъяснимая любовь к домашним животным и даже решение уйти из жизни — всё это можно объяснить властью бактерий. Но как именно они заставляют нас действовать в своих интересах? Начнем с самой шокирующей догадки.

ОНИ ЗАСТАВЛЯЮТ НАС ВЕРИТЬ

Индия. Варанаси. Река мертвых. Святыня, к которой совершает паломничество каждый правоверный индус. На ее берегах сжигают мертвых, по воде плывут трупы, а рядом совершают омовения и — даже — утоляют жажду.

Что притягивает людей к воде? Что заставляет их плавать рядом с гниющими телами? Пить кишащую микробами воду? Почему современный человек не боится заражения? Священники объясняют это силой веры. Но ученые разглядели в обряде другие механизмы. Это микробы отключают центр брезгливости в мозгу.

В 2014 году в английском журнале Biology Direct российские ученые опубликовали статью с шокирующем вопросом в названии «Нет ли в религиозных ритуалах влияния микробов?». Они сравнили несопоставимое: способ размножения бактерий и главные церковные обряды. Оказалось, что любой культ выгоден микробам. Ученым показалось не случайным, что общая молитва, омовение, прикладывание к святыням есть почти в каждой религии. Все они возникли на заре цивилизации. В те времена население Земли было крайне мало́. Люди жили разобщенно. Собрать их в едином месте — в храме, предписать обмениваться слюной через прикладывание и кожными бактериями через омовения — чуть ли не единственный способ для бактерий распространить свой геном. Причем, не обязательно патогенным.

Паломничество, которое тоже существует в каждой религии, единственный для микробов шанс распространиться по всему свету в древние времена. Сегодня этот обряд частично заменил туризм. Многим знакомо чувство, которое мы называем тягой к перемене мест. Но не может ли это на самом деле быть зовом бактерий и вирусов? Некоторых он одолевает настолько сильно, что полностью разрушает личность.

Но как бактерии могут диктовать свою волю человеку? По какому каналу связи? Чтобы это понять, понаблюдаем за их жизнью в живой природе. Бактерии живут крупными сообществами. В каждой колонии — до миллиарда особей. Ученые предполагают, что внутри каждой общины функции бактерий разделены так же, как, например, в муравейнике или пчелином рое. Есть матка, есть рабочие, няньки, трутни и другие социальные элементы. Но пока это только догадка. Но что уже точно не вызывает сомнений, так это способность бактерий общаться между собой.

Всем курортникам знакомо такое явление как светящееся море. На самом деле светится не вода, а бактерии, которые плавают на ее поверхности. Но светиться одному или нескольким микроорганизмам не имеет смысла. Этот свет не привлечет нужных им рыб. Они включатся, когда колония стала большой. Но как они понимают свое количество? Кто дает им сигнал начинать светиться? Это невозможно без специального языка. Но какой он, язык бактерий? Оказывается — самый современный.

У них есть есть химические сигналы, есть цветовые сигналы, есть радиосигналы. То есть всевозможные сигнальные системы, которые существуют в природе, — все освоены одноклеточными.

Общаются ли микроорганизмы, живущие внутри нас? Однозначно, да. А способен ли мозг человека воспринимать этот сигнал? Несомненно.

Количество клеток в нашем организме на порядок меньше, чем количество бактериальных клеток. А количество вирусов еще примерно на порядок больше. Ученые говорят, что мы больше бактерии, чем люди, если судить по количеству клеток, которые с собой носим.

Еще несколько лет назад биологи задались целью посчитать, а сколько же микроорганизмов в человеческом теле? Сколько мы носим в себе представителей другой вида? Оказалось, что это количество проще выразить не в цифрах, а в килограммах!

В среднем, по подсчетам ученых, в нашем организме полтора килограмма микроорганизмов. Бактерии выстилают наш ЖКТ, обитают на коже, волосах, видоизмененная бактерия входит в состав каждой клетки. Но больше всего их живет в кишечнике, помогая нам в пищеварении. Но как они из кишечника могут диктовать волю мозгу? Какой для этого существует путь? Да самый кратчайший! Наш кишечник буквально опоясан кровеносной системой. Ведь здесь пища разлагается на питательные вещества, которые попадают в кровь. А вместе с ней — и сигнальные молекулы, которыми общаются бактерии между собой. По кровотоку они доходят до головного мозга, преодолевают гематоэнцефалический барьер и действуют прямо на нейроны. Доступ к разуму открыт.

Наиболее изучен этот процесс на примере все той же токсоплазмы.

Работы Ярослава Флегра доказали, что токсоплазма может перепрограммировать структуру мозга. Оказывается, наши микробы могут подарить нам такое выдающееся человеческое качество как смелость.

ОНИ ЛИШАЮТ НАС СТРАХОВ

Смелость зачисляют в багаж человеческих добродетелей. Отважно броситься на спасение чужой жизни, забыть об опасности, выпрыгнуть из горящего здания с огромной высоты. Это заслуживает одобрения и похвалы. Но чаще всего сам герой не помнит, как он решился на поступок. «Как будто что-то толкнуло меня», — говорят о таких моментах. Так может быть это «что-то» — воля сидящего в нас микроба или вируса? На такую мысль ученых натолкнул пример из живой природы.

Зараженные токсоплазмой мыши ведут себя не так, как здоровые. К примеру, они вообще не боятся кошки. Более того, больная мышь специально начинает искать места, где обитают кошки, повышая риск быть съеденной.

Токсоплазма обитает в земле. Но так уж устроен ее жизненный цикл, что размножаться она может только в кошке. Ей во что бы то ни стало надо попасть в этот организм. Но как? Напрямую? Слишком мало шансов! Кошки ничего не едят в земле. Зато здесь водятся тысячи грызунов. Их коты обожают! Токсоплазма заражает мышей, но шансы попрежнему невелики. Ведь мыши как огня боятся кошек. Тогда крохотному паразиту ничего не остается делать, как подчинить себе разум грызуна. И он, по мнению ученых, так и научился зомбировать мышь.

В подтверждение этой теории ученые провели эксперимент. В просторный вольер они положили ватку, пропитанную кошачьей мочей. Пустили туда сначала здоровую мышь. Она тут же забилась в дальний угол. Затем в вольер пустили зараженного токсоплазмой сородича. Мышь зачарованно пошла на запах, села рядом и стала обреченно ждать смерти.

Токсоплазма живет и внутри человека. Невероятно, но и на его разум она влияет точно так же, как и на мышь. Ученые выяснили, что у зараженных мышей повышается уровень тестостерона. И у человека тоже повышается уровень тестостерона. Если у человека высокий уровень тестостерона, это подталкивает его на определенные рискованные действия.

Токсоплазмой могут заболеть целые народы. Симптомов у этой болезни нет, зато идет постепенная атака на разум. Уровень агрессии резко растет. Все крупные исторические события, от войн до массовых переселений народов, могут быть вызваны действием токсоплазмы. Сейчас, когда агрессия заключена в строгие социальные рамки, ярость зараженных выплескивается на дорогах. Агрессивные водители чаще попадают в ДТП, и они же чаще всего и носят в себе токсоплазму.

Группа Ярослава Флегра провела опыт на военных водителях, которые поступали на обязательную службу. У них были взяты анализы на токсоплазму. Через полтора года результаты анализов сравнили с полицейскими записями, и выяснилось, что водители с положительной реакцией на токсоплазму в шесть раз чаще создавали аварийные ситуации.

По статистике треть населения планеты является носителями токсоплазмы. В большинстве случаев болезнь протекает без видимых симптомов. Она может убить только людей с ослабленным иммунитетом. Но к старости, когда иммунитет слабеет, ее влияние на мозг становится все заметнее. Ученые предполагают, что токсоплазма породила такое социальное явление как заядлая кошатница.

ОНИ ЗАСТАВЛЯЮТ НАС ЗАВОДИТЬ ДОМАШНИХ ЖИВОТНЫХ

Немолодые женщины заводят дома 30, 50 или даже 100 кошек! Они терпят неудобства и живут в жуткой атмосфере, лишь бы хвостатые чувствовали себя хорошо. Это явление необъяснимо с точки зрения логики. Ведь раздать такое количество кошек невозможно. Но зато страсть к домашним животным можно объяснить влиянием на разум все той же токсоплазмы. Коварный микроб заставляет женщин собирать все больше и больше кошек, в которых он может размножаться.

Все заядлые кошатницы имеют схожие черты. Как правило, это женщины, они уже немолоды и часто очень агрессивны. Не так ли действует токсоплазма?

Крохотная токсоплазма может не только стать причиной нелогичных поступков, но и полностью свести человека с ума. Психиатры нашли связь между микробами и самым распространенным психическим заболеванием — шизофренией.

Какие основные симптомы шизофрении? Пациенты слышат голоса, кто-то диктует им свою волю, у них появляются навязчивые идеи и неудержимые желания. Так может быть это бактерии диктуют свою волю? Пока это только *гипотеза, но возникла она в тот период, когда были открыты многие инфекционные возбудители.*

Как, согласно этой гипотезе, бактерии могут провоцировать шизофрению? Разгадка этого поразительного механизма дает еще больше поводов задуматься: насколько много функций выполняют в нашем организме бактерии. Оказывается, они вырабатывают дофамин, который является биохимическим предшественником адреналина. Но в здоровом организме адреналин дает заряд бодрости, а вот в ослабленном — приводит к помешательству.

ОНИ СКЛОНЯЮТ НАС К САМОУБИЙСТВУ

Могут ли бактерии заставить человека совершить суицид? Ведь это поведение тоже близко к помешательству... На этот вопрос пока нет однозначного ответа. Однако внутри колоний микроорганизмов добровольное самоубийство существует как форма жизни.

Рассмотри такой пример, как дрожжи. Дрожжи живут колониями и внутри колоний они общаются между собой. Допустим, колония попадает в условия голода. Им нужно как-то выживать. Члены колонии ради спасения жизни других особей добровольно включают программу самоуничтожения. Часть общины гибнет, зато другая — продолжает жить. Организмы, которые находятся в центре колонии, образуют плотное скопление и погибают, становясь кормом для остальных.

Получается, эти организмы каким-то образом передают друг другу соответсвующий сигнал. Что, если наука научится получать и транслировать этот сигнал? Не станет ли открытие добычей военных? Не стоим ли мы на пороге открытия нового вида биологического оружия, которое не убивает, а манипулирует разумом?

Нынешние возможности работы с микроорганизмами открывают пути и к прицельным их мутациям, то есть к формированию тех или иных свойств. Почему бы и не предположить, что в каких-то целях исследователь может попытаться навязать этим микроорганизмам усиление одних качеств и, соответственно, исчезновение других. Исследователи говорят, что прицельная генетическая работа с микроорганизмами — это наша сегодняшняя реальность.

В живой природе мельчайшие организмы уже давно с успехом зомбируют своих хозяев. Всего одна спора грибка кордицепса подчиняет себе волю муравья. Вечером, когда вся колония направляется в муравейник, зараженный ползет в другом направлении. Он забирается на траву, цепляется за нее мандибулами и застывает в таком положении до тех пор, пока спора в его организме не прорастет.

Морской паразит саккулина внимательно ищет себе краба, но только самца. Попадая в его организм, он делает из него самку. Мужская особь приобретает поведение женской. Он заботится о потомстве, воспитывает его и кормит, но не подозревает, что дети не его, а подселившегося паразита.

Крошечный волосатик размножается в воде. Но добраться он туда не может. Тогда он зомбирует кузнечиков или сверчков. Насекомые, которые никогда не заходят в воду, вдруг сами бросаются в реку, где волосатик отправляется в свободное плаванье.

Паразитическая оса из Коста-Рики завладевает разумом паука. Она заставляет его плести нужную ей паутину и сама ловит туда своих жертв.

Но все же в природе нет организма, который мог бы полностью зомбировать человека. Но что если кому-нибудь придет в голову нарастить их силу с помощью генной инженерии? Применение биологического оружия запрещено рядом международных конвенций. Но не ведется ли тайная разработка его нового вида под прикрытием научных работ?

В 2013 году медиков поразил очаг странного заболевания. В далеком казахстанском селе жители стали спать на ходу. Отключение происходило внезапно и резко. Женщина средних лет заснула прямо на работе. Она утверждала, что до внезапного сна она ничего не чувствовала. Сон обрушился на нее, как удар по голове. Внезапный сон сражал мужчин и женщин, взрослых и детей. Люди засыпали целыми семьями в любое время суток. В село приехали специалисты из разных областей, но они не смогли понять причины внезапной отключки. Однако симптомы недуга напоминали известную «сонную болезнь». Мгновенное, словно управляемое, отключение сознания и состояние разума, на который можно воздействовать.

Это состояние больше всего похоже на *обнубиляцию*. Этот термин означает затуманивание сознания, когда человек нечетко ориентируется в сложившейся вокруг него ситуации.

Возбудителем сонной болезни является бактерия. Она парализует разум человека. В Африке это заболевание чрезвычайно распространено. Его разносит муха цеце. Но откуда она взялась в Казахстане?

Загадку для ученых составляют и действия вирусов в организме человека. Это мельчайшие сущности полностью не изучены до сих пор. Ученые наделяют их самыми невероятными свойствами, даже разумом.

Вирусы отличаются от бактерий тем, что они не могут жить сами по себе. Они проникают в клетку и живут за ее счет. Однако один и тот же возбудитель поражает крайне избирательно. Он может уничтожить организм, но оставить в живых другой точно такой же. Почему? Ученые пока не могут ответить на этот вопрос.

Крохотный вирус, попавший в клетку, начинает не только жить за ее счет, но и управлять всем организмом. Вирус бешенства. Из верного пса, друга человека, он делает его врага. Любая, даже самая спокойная собака, становится агрессивной и неуправляемой. Выполняя волю вируса, она бросается на хозяина и кусает его до крови. Только так микроб может проникнуть в клетку очередной жертвы и поселиться там.

Бешенство поражает енотов, ежей, шакалов и лисиц. Но на их поведение вирус влияет иначе. Лесные обитатели перестают бояться человека. Они сами выходят из леса в людные места и буквально льнут к человеку. Такое поведение выгодно вирусу. Заразить человека в глухом лесу у него слишком мало шансов. Для этого он и использует зомби. Но как мельчайшее существо, засевшее в клетке, может управлять поведением сложно организованного животного? Этому пока нет объяснений.

Вирус способен проникнуть в мозг и отключить все его функции. Например, у зараженного бешенством человека наступает резкая водобоязнь и аэрофобия. Любое колебание воздуха вызывает боли и мышечные судороги. Из-за спазма человек не способен выпить даже стакан воды. Появляется агрессия и извращенный аппетит. На поздней стадии человек продолжает жить, но личности уже не существует. Смерть наступает неизбежно.

Менять поведение людей способен даже обычный вирус гриппа. Обычно человек замечает только последнюю стадию болезни, когда поднимается температура и ощущается ломота во всем теле. Однако у этой заразы есть еще один, почти бессимптомный этап. На этой стадии зараженный становится чрезвычайно дружелюбным. Но не сам по себе, а под влиянием вируса.

ОНИ ЗАСТАВЛЯЮТ НАС ДРУЖИТЬ

В Америке ученые провели эксперимент. Они наблюдали за поведением группы добровольцев, вакцинированных от гриппа. Прививка содержит лишь части штамма, и болезнь протекает в легкой форме. Именно на этой стадии ученым удалось увидеть, как вирус гриппа меняет поведение людей. Представители контрольной группы вдруг становились чрезвычайно активными. Их неудержимо тянуло к друзьям, в общество, в людные места. Круг их общения увеличился в два раза, а время, проведенное с каждым человеком, упало с 33 до 2,5 минут. Не потому ли многие гриппующие вспоминают, что перед болезнью они пребывали в легкой эйфории?

Возможно, раскрепощающие свойства вирусов можно будет применить для лечения психических расстройств.

На какие еще привычные и повседневные действия человека могут влиять его бактерии? Оказалось, что даже такое чувство, как любовь, находится в их власти.

ОНИ ЗАСТАВЛЯЮТ НАС ЛЮБИТЬ

На эту мысль ученых натолкнул эксперимент, который когда-то провели в Израиле, а позже повторили на биологическом факультете МГУ.

Один вид мух дрозофил разделили на две группы. Первую кормили сладкой патокой, а вторую — нейтральным крахмалом. Таким образом были сформированы две популяции мух с разным набором бактерий. Затем их соединили в одну, и тут стали происходить странные вещи. Совершенно одинаковые с виду мухи каким-то образом стали определять своих бывших одногруппников. По крайней мере спаривались они только между собой. Как они узнавали друг друга? Ученые долго не могли разгадать эту тайну. Эксперимент проводили раз за разом, пока не решили сделать его продолжение. Перед соединением двух групп мух в одну, их угостили раствором антибиотика. Эксперимент пошел по другому пути. Мухи стали спариваться хаотично. Это натолкнуло ученых на мысль, что выбор сексуального партнера зависел от набора бактерий. Их запах позволял определять своих. А что такое запах тела? Это продукты разложения кожного жира и омертвевших клеток теми же самыми микробами, которые выделяют определенные вещества, так называемые *атрактанты*.

Так, может быть, и человек выбирает себе любовь не по зову сердца, а по воле бактерий? Ведь каждый может припомнить случай, когда кто-то не нравился ему на подсознательном уровне, а к кому-то овозникла симпатия с первого взгляда?

Запах пота не что иное, как продукт действия бактерий. Само по себе это выделение не имеет запаха. Также микробы на нашей коже разлагают и другие вещества. Их запах не так резок, как пот. Но и он есть. Его отлично чувствуют животные. Но как? Оказывается, природа заложила почти в каждый организм специальную систему, которая улавливает запах бактерий. У крупных животных даже есть специальный орган, названный по имени физиолога Людвига Якобсона. Он впервые понял его значение для жизни млекопитающих.

Орган Якобсона расположен в пазухах носа и чутко настроен на запах феромонов. Сигналы от него поступают сразу в нос. Редуцированный орган Якобсона есть и у человека. И он тоже настроен на запах бактерий.

Таким образом, симпатия, любовь и дружба возникают к человеку с похожим набором бактерий. А неосознанная неприязнь — к представителю с другим внутренним миром.

Благодаря тем же бактериям мы формируем и свой вкус.

ОНИ ДИКТУЮТ НАМ, ЧТО ЕСТЬ

Известно, что микроорганизмы лучше размножаются в сладкой среде. Когда нас тянет на сладкую и рафинированную пищу, мы питаем углеводами свой внутренний микробный мир. Так, может быть, это бактерии посылают нам сигнал выбрать какую-нибудь сласть? Есть такое семейство — клостридии, они интенсивно начинают размножаться в кишечнике людей, которые едят много сладкого. Это натолкнуло ученых на мысль, что эти бактерии могут провоцировать пандемию ожирения, от которого сейчас страдают жители западных стран.

Что же такое бактерии в нашей жизни? Почему в их власти находятся самые главные человеческие эмоции? И какие поступки продиктованы нашим разумом, а какие — происходят по воле наших сожителей?

Бактерии жили до человека, они живут с нами и они же будут жить после нас. После физической смерти тела его микробы продолжают свое существование. Они переходят в другой организм, но в них заложена память об их прежнем хозяине.

Работники кафедры геокриологии геологического факультета МГУ ежегодно совершают экспедицию в Центральную Якутию, где находится самый древний слой вечной мерзлоты. Из одной поездки была привезена порода, в которой оказались древние бактерии. Им было около трех миллионов лет! Каково было удивление ученых, когда после разморозки они ожили и прекрасно себя чувствуют, размножаются в твердой питательной среде и проявляют устойчивость к внешним воздействиям, то есть могут существовать почти при любой температуре.

Как можно использовать это открытие? Ученые уверены, что уникальная живучесть бактерий откроет и человечеству способ продлить свои годы до каких угодно границ. Но пока этот вопрос только предстоит исследовать.

Пугает другое. Какие еще микроорганизмы застыли в вечной мерзлоте? С какими свойствами и намерениями? Если они способны диктовать волю всем живым существам, то чем может обернуться для нас их возвращение в мир? Ведь известно, что вечная мерзлота под действием глобального потепления оттаивает год за годом....

Бактсрии — это первые обитатели планеты. Миллиарды лет они были ее единственными хозяевами. Им принадлежало всё в этом мире. Затем, по неизвестным пока причинам, они создали кислород, пошел фотосинтез, появились первые водоросли, одноклеточные и дальше — запустилась жизнь. Так может быть они и есть — настоящие хозяева Земли. А мы нужны лишь для исполнения их воли? Пока эта догадка остается самой шокирующей гипотезой.

МОГУТ ЛИ ДРЕВНИЕ ВИРУСЫ ПРОСНУТЬСЯ В РЕЗУЛЬТАТЕ ГЛОБАЛЬНОГО ПОТЕПЛЕНИЯ?

Эксперты бьют тревогу: глобальное потепление набирает обороты. Теперь вирусы, которые спали под землей или во льдах долгие годы, могут нас атаковать! Об этом красноречиво свидетельствуют примеры последних лет. На юге России была зафиксирована вспышка крымской геморрагической лихорадки. Благодаря усилиям медиков никто не погиб, но эта болезнь смертельна. Стоит вспомнить что вирус Эбола тоже относится к геморрагическим лихорадкам! Северный Кавказ и юг России несколько лет подряд боролись с падежом рогатого скота. Причиной смерти сотен коров тоже стал экзотический вирус, который, по предположению учёных, мог вырваться на поверхность из древнего слоя льда.

Страшно сказать, но летом 2019 года в США по улицам поплыли гробы! Позже выяснилось — всё дело в паводке, но до конца объяснить случившееся не смогли даже полицейские! Нечто жуткое произошло и в Норвегии, и в Канаде! Представьте, гробы и там поднялись из могил. Буквально!

Очевидцы поначалу решили, что это аномалия, проделка потусторонних сил или даже знак Апокалипсиса, но позже смекнули: все дело в том, что перегрелась почва. И страшное знамение на самом деле — еще один признак потепления. С этим согласились и эксперты! Оказалось, что и там, в Канаде, и здесь, у нас в Сибири, вечная мерзлота оттаивает и почва буквально приходит в движение. Но самое жуткое даже не в этом, а в том, что в этих глубоких слоях вечной мерзлоты содержится больше парниковых газов, чем вкупе все выбросы нашей цивилизации. И теперь из-за оттаивания вечной мерзлоты этот газ начинает выходить в атмосферу.

Как результат — газ взрывается и повсеместно образуются гигантские кратеры. На вопрос, что может произойти в случае, если такой взрыв рванет в районе населенного пункта, очевидцы отвечают однозначно: не выживет никто. Пока наука не знает, что с этим делать, но ученые уже ищут решение. И по иронии судьбы подсказка может быть в Якутии, где находятся вечные льды. Именно здесь не так давно ученые сделали удивительную находку! Они обнаружили так называемого Малоляховского мамонта. Ему, вдумайтесь, 28 800 лет!

Ученые надеются, что изучив этого мамонта смогут понять устройство древнего климата, определить в какой среде он обитал. И тогда климатологи найдут решение и смогут остановить глобально потепление, которое уже накрывает нашу планету! Но не это теперь самое страшное! А то, что обнажит почва!

В 2016 году швейцарские ученые обнародовали шокирующие данные: тела людей, похороненные в последние 30 лет, почти не разлагаются! По европейским санитарным нормам, вырыть свежую могилу на месте старой можно через 17 лет. Однако тела до установленного срока просто не успевают превратиться в прах. Сложившаяся ситуация напоминает сценарий фильма ужасов о зомби-апокалипсисе. Но как такое возможно? И с чем это связано?

Ответить на эти вопросы попытались биологи. Они занялись изучением нетленных тел. После двух месяцев кропотливых исследований специалисты пришли к сенсационному выводу! Причина мумификации кроется в пищевых химикатах, которыми напичкана еда. Консерванты, попадающие в организм человека с пищей, в течение жизни накапливаются и после смерти тормозят процесс тления!!! Проблема приобрела настолько угрожающие масштабы, что не сегодня завтра способ погребения в землю будет привилегией олигархов и крупных землевладельцев, — говорят специалисты.

Но, главное, там же могут дремать и древние вирусы.

Ученые не скрывают, что в ледниках законсервировано множество древних и, возможно, чуждых для нашей флоры и фауны микроорганизмов, которые существовали или попали на нашу планету миллионы лет назад. В Сибири в вечной мерзлоте ученые обнаружили древний, неизвестный науке вирус. И в сравнении с современными вирусами он оказался — гигантским! Разглядеть его можно даже в обычный микроскоп. Его окрестили *Mollivirus sibericum.*

Исследования проводила российско-французская группа. Находку увезли в Париж. Вскоре последовала еще одна сенсация: вирус смогли оживить! И он немедленно атаковал находящиеся рядом амебы. Эйфория от научной победы сменилась страхом. Вирус тут же изолировали. Сейчас он хранится в лаборатории и страшно подумать, что будет, если выйдет на свободу. Ведь не ясно, как он поведет себя, попав в организм человека.

Еще одна подобная сенсация пришла из Токио. Ученые смогли оживить примитивное беспозвоночное существо — тихоходку (или, как еще ее называют, водяного медведя). Тридцать лет назад его нашли в Антарктиде во льдах. Не размораживая, положили в холодильник. А потом достали и разморозили. И тихоходка ожила. А потом еще и дала потомство!

В морозильной камере существо провело 30 лет. А сколько до этого пролежало в антарктических льдах абсолютно неизвестно. Ведь на Земле тихоходки появились примерно 530 миллионов лет назад! Это одни из самых живучих микроорганизмов. Их опускали в кипяток, в жидкий гелий, воздействовали на них убийственной дозой облучения и крайне низкими температурами. Поэтому израильский зонд оставил их на поверхности Луны, а они выжили и там!

Кроме того, в леднике на Тибете обнаружены 28 неизвестных науке вирусов!

«Незнакомцы» мерзли высоко в горах последние 15 тысяч лет. Вирусы стали добычей экспедиции китайских и американских ученых еще в 2015 году. Но лишь недавно были обнародованы научные доклады о том, что было найдено.

С глубины 50 метров ученые извлекли керны из скважин на леднике Гулия, расположенного высоко в горах Тибета. Лед там образовался примерно 15 тысяч лет назад. Керны хранили в холодильнике, а затем разморозили и, пользуясь особой методикой, извлекли вирусы, которые были там вморожены. Вирусы оказались 33 различных видов. Из них 28 невиданные ранее. Большинство — 18 видов — заражают бактерии. На что способны остальные, пока не известно.

Но это не всё! Российская полярная станция «Восток» в Антарктиде расположена над подледным доисторическим озером с пресной водой. Было решено пробурить скважину, чтобы взять пробы. Подледный водоем был сформирован около 20 млн лет назад, и не исключено, что большую часть этого времени он был полностью изолирован от внешнего мира!

В феврале 2012-го бурение было завершено. Ученые достигли поверхности водоема! Взяли многочисленные пробы воды и льда. Их передали в лаборатории и результат оказался сенсационным. В древнем озере были обнаружены вирусы и бактерии, которые не похожи ни на что другое! Их ДНК существенно отличается от всех известных науке видов.

К штамму неизвестного вируса нет иммунитета ни у людей, ни у животных. Пока опасный вирус находится под толщей льда, где он пролежал уже миллионы лет.

Но неизвестные вирусы-убийцы могут спать не только во льдах. Недавно генетик Жан-Мишель Клавери, профессор французского Института микробиологии, сделал сенсационное заявление. Он утверждает, что его научной группе удалось обнаружить самый большой из существующий вирус, который, вероятнее всего, имеет внеземное происхождение!

Группа французских исследователей взяла пробы воды у побережья Чили. Затем в воду добавили антибиотики, чтобы убить бактерии. В образцы, где не осталось бактерий, добавили амеб. Когда одноклеточные организмы умерли, исследователи увидели, что в образцах осталась неизвестная форма жизни, абсолютно не похожая на бактериальную. Это был вирус, в котором около 93 процентов генов не имеют аналогов на планете Земля!

Вирус поразил ученых не только своей таинственной генетикой. Он оказался настолько огромным, что его можно рассмотреть даже под школьным микроскопом! Размеры вируса превышали 1000 нанометров, в то время как размеры всех известных вирусов едва достигают пятисот. Ученые назвали загадочный вирус в честь древнегреческой богини Пандоры, которая скрывала в ящике невероятные напасти. К счастью, Пандоравирус может жить и размножаться только в воде. Однако вода покрывает 4/5 планеты и человек сам на 80 процентов состоит из воды.

Однако не обязательно древние микроорганизмы могут быть вредны для человека. Ученые предполагают, что бактерии, которые живут на останках мамонтов, могут обладать поистине потрясающими возможностями.

Так, в 2013 году были найдены останки мамонта. При этом он выглядел так, как будто еще недавно пасся на лугу. Сохранились шерсть, в срезах тканей были видны сосуды, жировая ткань и мышцы. Сохранилась даже кровь с эритроцитами, лейкоцитами и гемоглобином. Так родилась одна из научных версий: законсервировать тушу мамонта помогли карнобактерии, которые живут в вечной мерзлоте.

Глава 8
САМЫЕ СТРАШНЫЕ ТАЙНЫ ВИРУСОВ

Вирусы известны человечеству уже давно. А вот паника, которую вызывают новые штаммы, — это явление сравнительно новое, и объясняется оно изменением информационного пространства в эпоху Интернета. Коронавирус прогремел на весь мир, и люди задумались о том, что вообще им известно о вирусах. Об этом можно судить по количеству вопросов о вирусах в целом, которые мы от вас получили. Мы провели свое расследование и собрали для вас самые интересные факты о вирусах.

Все больше людей задумываются о том, что некоторые сами дают зеленый свет опасным вирусам... Как? Очень просто! Они отказываются от прививок!

ОПАСНО ЛИ ПРИВИВАТЬСЯ И МОГУТ ЛИ НАВРЕДИТЬ ПРИВИВКИ?

В последние годы россияне стали активно путешествовать. А вот прививаться от экзотических болезней даже и не думают! А ведь в Азии и Африке можно подцепить целый букет болезней! Например, популярные среди наших соотечественников Таиланд и Вьетнам буквально кишат крысами, которые, как известно, те еще переносчики заразы! А в Африке можно встретить даже чрезвычайно габаритные экземпляры. Выезжающим в Тунис желательно привиться не только от гепатита А и В, но и от бешенства, которое передают местные рукокрылые. А вот в Индии, например, можно заразиться брюшным тифом, в Таиланде — подхватить малярию и лихорадку Денге!

Но многие не хотят прививаться, и все из-за страхов, что после вакцинации могут быть осложнения. Самые безобидные из которых — аллергия, повышенная температура и давление. При этом именно благодаря прививкам человечеству удалось победить такую болезнь, как оспа, которая миллионами косила население Европы в Средние века.

Однако, судя по фактам и цифрам, мир снова погружается в эпоху Средневековья. В прошлом году в Индии, Афганистане, на Украине были зафиксированы новые случаи заболеваний полиомиелитом. А вот на Ближний Восток вернулась болезнь, о которой тоже подзабыли к началу XXI века, —

холера! При этом в Великобритании начали снова лечить болезнь Викторианской эпохи — скарлатину!

Но самым страшным бедствием стала эпидемия кори... Только в России за 2019 год почти в 4 раза вырос уровень заболеваемости. Во всем виноваты, уверены врачи, так называемые антипрививочники. Ведь сегодня по всему миру люди массово отказываются от вакцинации! Касается это и нашей страны.

Только представьте, по данным Всемирной организации здравоохранения, в 2017 году на планете от кори погибло 109 тысяч человек! И это в XXI веке! А за первые три месяца 2019 года в мире заболели корью более 110 тысяч человек.

В СССР и начале 90-х вакцинация была обязательной! А вот сегодня прививки делаются по желанию. Многие наши сограждане стали отказываться от спасительного укола. Самым опасным из всех известных сегодня вирусов считается натуральная оспа. Несмотря на то, что человечество давно отпраздновало победу над этим заболеванием, ученые опасаются новых вспышек эпидемий. И для этих опасений есть веские причины. Вакцинацию прекратили делать более тридцати лет назад. И сегодня у большинства населения планеты нет иммунитета к этому вирусу. Случись «утечка» оспы из лабораторий или попади она в руки террористов — начнется глобальная эпидемия.

Последние «запасы» оспенных штаммов из спецхранилищ США и России должны были быть уничтожены несколько лет назад. Но потом медики передумали: штаммы могут понадобиться в любое время для создания новой вакцины. Прежняя стала опасной. Если ее сейчас применить, медики собственными руками отправят на тот свет десятки миллионов людей во всем мире. За прошедшее время изменились не только вирусы, но и человек. Цивилизация резко снизила защитные силы нашего организма.

По словам специалистов, нет необходимости уничтожать запасы вируса оспы и по другой причине. Оказывается, еще в 1993 году геном натуральной оспы был секвенирован — проще говоря, определен его геномный код. Если понадобится, вирус создадут заново в лабораториях. К тому же из природы вирус оспы никуда не делся. Недавно в Заире произошла мощная вспышка оспы, которая перекинулась на людей от обезьян. Если вспомнить, тысячи лет назад вирус оспы человека возник в результате мутаций вируса оспы животных. Так что сегодня ничто не мешает ему повторить этот путь еще раз.

ПРАВДА ЛИ, ЧТО НАЧАЛАСЬ ЭПИДЕМИЯ СПИДА?

К сожалению, угрожают нам не только экзотические лихорадки из новостей. Другой страшный вирус современности — вирус иммунодефицита человека. Время, когда СПИД называли чумой века, ушло в прошлое. СПИД стал чем-то привычным и поэтому кажется менее опасным. Люди перестали бояться того, что это заболевание вызовет настоящую пандемию, которая уничтожит миллиарды людей. Однако вирусологи считают, что успокаиваться по поводу СПИДа рано, вирус постоянно меняется и с каждой новой мутацией становится все более опасным.

Летом 2019 года в рамках всероссийской акции Минздрава «Тест на ВИЧ» едва ли не по всей России колесили специальные медицинские машины. В одной только Свердловской области около тысячи жителей бесплатно и анонимно выяснили свой ВИЧ-статус. Появление машин с огромными красными буквами ВИЧ наделало немало шума в российских городах. Неужели новости о том, что в нашей стране объявлена эпидемия этого смертельно опасного вируса, оказались правдой?! Ведь с начала 2000-х годов об этой проблеме почти не говорили. А между тем в России каждый день ВИЧ заражаются примерно 300 человек, около ста больных умирает.

Неудивительно, что после таких новостей наши сограждане в панике начали скупать экспресс-тесты на ВИЧ.

Те, кому не хватает смелости в одиночку пройти тест, идут в поликлинику и сдают кровь под присмотром врача... Правда, не все спешат проходить обследования на ВИЧ. Кто-то боится услышать диагноз, а кто-то считает, что с ним такого никогда не произойдет. А между тем сегодня главными жертвами вируса иммунодефицита становятся вовсе не наркоманы или дамы низкой социальной ответственностью. В 2018 году зафиксирован рекордный показатель: почти 70 процентов людей с ВИЧ — это представители среднего класса, среди которых немало семейных пар...

По мнению психологов, в распространении болезни виновата пресловутая супружеская неверность. Что такое ВИЧ, знает, пожалуй, каждый. Правда, многие наши сограждане понятия не имеют о том, как распространяется эта болезнь. Пугает само название — «Вирус иммунодефицита человека». А если вирус, значит, можно заразиться, просто пообщавшись с его носителем. Однако это не так! Всего лишь 1 из 1000 половых актов может привести к передаче вируса.

В начале лета в Нижегородской области разгорелся громкий скандал. В местном лагере отказались принимать подростков с ВИЧ-положительным статусом. Их диагноз до смерти напугал персонал и руководство учреждения. И если граждан, далеких от медицины, еще можно понять, то как простить безграмотность врачам? Некоторые работники, особенно в глубинке, понятия не имеют, какую помощь оказывать человеку с положительным ВИЧ-статусом. Ведь эта болезнь еще не приговор.

Вот уже почти 40 лет ВИЧ держит в страхе едва ли не всю планету, и за это время болезнь обросла пугающим количеством мифов. Неграмотность населения порой доходит до абсурда. Например, некоторые свято верят в то, что в распространении ВИЧ виноваты исключительно представители нетрадиционной сексуальной ориентации.

В самой демократичной стране мира в распространении ВИЧ обвиняют чернокожих представителей однополой любви.

Кстати, именно американцы стали авторами самой большой глупости о том, как можно заразиться ВИЧ. Несколько лет назад во многих городах США жители стали получать сообщения, в которых неизвестные советовали воздержаться от покупки популярного в Штатах газированного напитка. Так как ВИЧ-положительный сотрудник этой компании добавляет в бутылки свою зараженную кровь.

Пару лет назад по странам СНГ тоже прокатилась настоящая волна паники. Например, многие жители казахского города Костанай стали получать в мессенджерах сообщения от так называемых СПИД-террористов, которые писали, что заразиться ВИЧ можно в городских кинотеатрах. Мол, кто-то намеренно оставляет инфицированные иглы в сиденьях.

А вот москвичи одно время боялись пользоваться банкоматами. Якобы горожане и там находили инфицированные иглы. Некоторые мнительные пользователи Сети даже выдвинули свою конспирологическую версию.

Неудивительно, что на фоне такой тотальной безграмотности ВИЧ-инфицированные люди чувствуют себя настоящими изгоями.

Сегодня экспертов больше всего пугает скорость, с которой ВИЧ распространяется в нашей стране.

В РОССИИ ПРОЖИВАЕТ ОКОЛО МИЛЛИОНА ВИЧ-ИНФИЦИРОВАННЫХ

Только вдумайтесь! Это каждый 147-й россиянин. Правда, по словам медиков, страшен не столько ВИЧ, сколько его финальная стадия — СПИД. Ведь она почти в 100 процентах случаев приводит к смерти...

При этом ученые борются с ВИЧ уже почти 40 лет. За это время от неизлечимой болезни умерло почти 35 миллионов человек. Именно поэтому медики не раз пророчили, что эпидемия ВИЧ может выкосить чуть ли не половину Земли. Не зря ее называли чумой XX века. Причем болезнь не щадила даже тех, у кого были и связи, и миллионы. В 1991 году от ВИЧ скончался кумир миллионов, лидер группы «Queen» — Фредди Меркьюри.

В 1993 году чума XX века забрала известного танцора и хореографа Рудольфа Нуреева. От смертельного вируса умер писатель Айзек Азимов. А вот первой женщиной, официально признанной умершей от СПИДа, стала американская модель Джиа Каранджи. Она скончалась в 1986 году.

Несколько лет назад о своем положительном ВИЧ-статусе открыто заявил американский актер Чарли Шин.

Почему эта болезнь неизлечима? Случайно ли первыми жертвами СПИДа стали наркоманы и гомосексуалисты?

КАКОВА ТАЙНА ПРОИСХОЖДЕНИЯ ВИЧ И ПРОДОЛЖАЕТ ЛИ ЭТОТ СТРАШНЫЙ ВИРУС МУТИРОВАТЬ?

ВИЧ обладает уникальными свойствами, которым раньше не обладал ни один из вирусов. Первые случаи заболевания, вызванные этим вирусом, были зафиксированы только в конце прошлого века. Вскоре это заболевание приняло характер эпидемии. Время возникновения ВИЧ совпадает с первыми успехами ученых в области генной инженерии. Неудивительно, что вскоре возникла сенсационная версия возникновения этого вируса.

Некоторые специалисты заявили, что вирус человеческого иммунодефицита был создан в одной из секретных военных лабораторий. И эта гипотеза фантастична только на первый взгляд. Ведь мало кто знает, но считается, что СПИДом болеют все люди, без различия рас и национальностей. Однако недавно вирусологи сделали сенсационное открытие!

Существует определенный процент людей европеоидной расы, которые невосприимчивы к вирусу иммунодефицита. То, что ВИЧ обладает определенной избирательностью, стало поводом для спекуляций на тему того, что вирус иммунодефицита был создан искусственно с военной целью.

А ведь экспериментаторы от сексуальной революции искренне верили, что на смену человеку разумному придет человек счастливый. В наивном XX веке они были не единственными, кто желал человечеству счастья. В течение многих веков медики пытались найти таинственный эликсир, который бы позволил избавить человека от болезней, сделать его устойчивым к жаре или холоду, обеспечить бессмертие. Идеи создания сверхчеловека в XX веке обретают научные формы. Множество медицинских экспериментов над животными дают сенсационные результаты. Неожиданно выясняется, что некоторые виды обезьян обладают качествами, которые способны кардинально улучшить человеческую породу, и в первую очередь обеспечить устойчивость ко многим наиболее опасным болезням. Для медиков, работавших над созданием сверхчеловека, наступает звездный час.

Массовые опыты проводились в Африке, за что континент сейчас и расплачивается миллионами жизней. В организме тех, кому вместе с кровью обезьян хотели привить бессмертие, через 10–15 лет появился неизвестный науке вирус-мутант. Сексуальная революция в 1970 годы выплеснула его за пределы Африканского континента. В России он оказался спустя еще 10 лет.

Середина 1980-х годов — время, когда впервые были отмечены случаи ВИЧ-инфекции в Москве. И вплоть до 1999-го ученые спокойно боролись с этой инфекцией. Но в 1999 году произошел обвал, и количество заболевших за один год увеличилось почти в 12 раз. Вирус мутировал.

Вирус сам по себе представляет небольшое тельце, которое имеет оболочку и внутреннее содержимое, в котором находится его генетический материал. Это невероятно, но из одной инфицированной клетки формируется до 500 тысяч новых вирусных частиц. Все зависит от иммунной системы того человека, который инфицирован вирусом. В некоторых случаях это тянется до 10, до 15, до 20 лет. Есть случаи наблюдения за бессимптомными носителями, а в других случаях все происходит очень быстро, и фактически переход в следующую стадию заболевания может наступить в течение года после начала инфекционного процесса.

До сих пор достоверных данных о происхождении вируса иммунодефицита человека не найдено. Однако известна закономерность, по которой в природе могут возникать новые разновидности вирусов и быстро охватывать самые разные сферы для существования. Таким образом, освоив Африканский континент, вирус естественным образом выплеснулся за его пределы, и теперь российские больницы наполняются инфицированными младенцами. По прогнозам, через 5 лет эпидемия СПИДа в России может стать глобальной. Выходит — шансов нет?

Популяция не исчезнет, то есть нация не вымрет, но мы будем иметь очень короткий период жизни, мы будем иметь очень высокую детскую смертность. И... единственная надежда на то, что, может быть, появятся какие-то вакцины и какие-то другие схемы лечения.

Правда, есть одно «но». Еще 15 лет назад ученые заявляли, что к 2010 году вирусом иммунодефицита будут заражены едва ли не все жители Земли. Спустя годы стало ясно, что страшные прогнозы не сбылись.

Однако создать универсальную вакцину от ВИЧ, чтобы это заболевание ушло в историю, — вот мечта ученых всего мира. Несмотря на то, что современные опыты по созданию вакцины от ВИЧ можно назвать революционными, известен только один случай полного излечения от вируса иммунодефицита.

Американец по имени Тимоти Браун миру известен как «Берлинский пациент». В 1995 году медики обнаружили у мужчины ВИЧ, а в 2006-м выявили еще и лейкемию. Пациенту был пересажен костный мозг от донора, который обладал естественной устойчивостью к ВИЧ. Звучит невероятно, но 0,3% населения планеты обладают естественным иммунитетом к вирусу. Благодаря этому Тимоти Браун не только остался жив. С первого дня после трансплантации он прекратил принимать антиретровирусные препараты, и в дальнейшем вирус у него не обнаружили ни в какой форме.

По данным Всемирной организации здравоохранения, сегодня в мире более 70 миллионов человек живут с положительным ВИЧ-статусом. Но, несмотря на пугающие цифры, авторитетная организация, борющаяся со СПИДом, — UNAIDS, уверяет, что к 2030 году им удастся полностью остановить эпидемию.

Правда, расслабляться рано, говорят ученые, ведь, кроме ВИЧ, есть еще одна болезнь, способная «выкосить» треть планеты — это рак. И связь вируса с раком ученые пока недооценивают.

МОЖЕТ ЛИ РАК ИМЕТЬ ВИРУСНУЮ ПРИРОДУ? И МОЖЕТ ЛИ РАК ПЕРЕДАВАТЬСЯ КАК ИНФЕКЦИЯ?

Шокирующие данные. Сегодня все больше ученых считают, что связь рака с вирусом может быть реальностью в 50–80% случаев. Но ведь вирусы могут не только попадать в нас при контакте. Вирусолог Люк

Монтанье — один из открывателей — более опасными считает «просыпающиеся» вирусы, которые постоянно живут в нашем организме. Именно эти вирусы якобы могут провоцировать рак.

Более того, еще в начале XX века гениальный русский биолог, один из основоположников эволюционной эмбриологии, Илья Мечников заявил, что рак вызывает мелкий вирус, который не виден даже в самый сильный микроскоп. Тогда его слова никто не принял всерьез. И лишь спустя 30 лет ученые выдвинули вирусную теорию рака.

Сегодня исследователями доказано: вирус изменяет структуру клетки, и это приводит к формированию злокачественной опухоли.

В отношении человека в настоящее время около двадцати процентов опухолей связаны с вирусами. Впервые идею о том, что опухоли человека вызываются вирусами, высказал русский исследователь Лев Александрович Зильбер.

Сегодня науке известно больше ста модификаций разных вирусов, провоцирующих онкологические заболевания. Так, гепатиты В и С вызывают рак печени. Вирус Эпстайна-Барр виноват в образовании рака носоглотки и лимфомы. Герпес дает толчок к развитию саркомы. А рак шейки матки, который все чаще убивает женщин, как правило, спровоцирован папилломавирусом.

И это не все! Весь мир помнит, как 20 лет назад натовские бомбардировщики целых 78 дней утюжили Югославию. Жуткие плоды бомбардировок жители бывшей Югославии пожинают до сих пор. Симо Спасич, председатель Ассоциации семей похищенных и убитых сербов в Косово и Метохии неоднократно утверждал, что НАТО применило запрещенное биологическое оружие и бомбы с начинкой из обедненного урана. И вот сегодня сербские врачи фиксируют рост онкологии по всей стране. Особенно там, где падали натовские бомбы. Совпадение это или нет?

9 июня 1999-го было подписано Кумановское соглашение, после которого прекратилась бомбардировка Югославии. Только, уверены местные эксперты, геноцид сербского народа с этим соглашением не закончился! И НАТО во главе с американцами до сих пор ставит на сербах опыты!

При этом ученые называют рак болезнью цивилизации. По смертности он занимает второе место после сердечно-сосудистых заболеваний. В борьбе с этой болезнью человечество использует самые современные технологии. Но эти же современные технологии способны вызвать онкологические заболевания. Неужели человечество бессильно перед этой страшной болезнью?

НО ПОЧЕМУ ПРИ ОДНИХ И ТЕХ ЖЕ УСЛОВИЯХ ОДНИ ЗАБОЛЕВАЮТ РАКОМ, А ДРУГИЕ — НЕТ?

Установлено, что австралийцы — лидеры по заболеваемости раком кожи, а в Гонконге чаще, чем в других местах, встречается рак носоглотки. По раку пищевода лидирует Франция, а Израиль — в самом конце списка. Рак кишечника свирепствует в Северной Америке, тогда как индусы подвержены ему менее всех остальных. Раком печени часто болеют в Таиланде и крайне редко — в Парагвае. По одной из гипотез, на частоту заболеваемости раком влияют внешние факторы — климатические особенности. По другой версии — рак передается как вирус, но только по наследству.

Наследственную форму рака впервые описал еще в 1913 году ученый из Мичиганского университета Скотт Вартин. Любопытно, что сделал он это на примере семьи Наполеона Бонапарта. Мало кто знает, что в течение многих поколений предки и потомки французского императора умирали от рака желудка. Биографические хроники свидетельствуют, что раком желудка болел сам Наполеон и восемь его близких родственников. Сегодня около 10% случаев рака желудка в мире имеют семейную историю. Установлено, что рак желудка чаще встречается у мужчин, а также у членов семьи со II группой крови.

Неужели, поражая каждую отдельную нацию, раковая клетка действует настолько избирательно?

НО КАК РАБОТАЕТ ЭТОТ МЕХАНИЗМ? КАК АТАКУЕТ РАК?

Многие исследователи убеждены, что причина возникновения рака кроется в поломанных генах. То есть сбой в ДНК может произойти в организме одного из родителей задолго до появления на свет потомства. Если потом такая яйцеклетка или сперматозоид участвовали в оплодотворении, то весь организм получит генетическую поломку, которая и будет предрасполагать организм к заболеванию раком.

Существует версия, что многие лидеры Латинской Америки, заболевшие раком, на самом деле были заражены специально этим раком, словно вирусом, с помощью каких-то секретных операций, проводимых американскими спецслужбами.

Эта версия основана на реальных фактах. В слушаниях сенатской комиссии Черча в 1975 году доктор Чарльз Сенсени, работавший в лаборатории Форта Детрик, признался, что ЦРУ для уничтожения неугодных деятелей применяло биологически активные вещества, которые вызывали инфаркты и рак. Он даже показал образцы оружия, с помощью которого инфицировались намеченные жертвы. Среди них был зонтик, который стрелял миниатюрными дротиками, а также специальный духовой пистолет, выпускающий иголки из замороженного отравляющего вещества, которые мгновенно растворялись под кожей...

А недавно в Калифорнии, в городке Рипон, разразился скандал. Всего за пару лет у четырех учеников младших классов школы Уэстен был диагностирован рак... Он передавался словно вирус, и ученые так и не смогли найти разумное объяснение раковой вспышке. Но самое страшное, что рак молодеет, забирая каждый год около ста тысяч детских жизней. Правда согласно последним исследованиям вовсе не опасные волны от вышек сотовой связи, и не излучение от наших мобильных телефонов провоцируют онкологические заболевания, а коварные вирусы.

Глава 9

БОЕВЫЕ ВИРУСЫ — ФАНТАСТИЧЕСКАЯ ВЫДУМКА ИЛИ РЕАЛЬНОСТЬ?

До 2000-х годов все 38 известных типов коронавируса не передавались людям, а за последние 20 лет сразу несколько из них ежегодно атакуют человечество. Атипичная пневмония, птичий и свиной грипп, ближневосточный респираторный синдром. Почему это происходит? Однозначного ответа у вирусологов нет, но исследования коронавируса продолжаются и уже вплыл шокирующий факт.

КОРОНАВИРУС — ЭТО БИОЛОГИЧЕСКОЕ ОРУЖИЕ? КАКОВЫ ФАКТЫ?

Как сообщается в международном научном докладе китайских ученых, анализ проб заболевших азиатских мужчин показал, что в их организмах содержится много клеток, экспрессирующих фермент ACE2. А он, в свою очередь, ускоряет действие вируса. И как бы ни страшно было этот факт признавать, наличие этих клеток генетически обусловлено! То есть вирус был запущен туда, где он встретил себе подмогу. Случайное ли это совпадение?

Пока образцов слишком мало, чтобы говорить о тенденции. Однако наблюдения показывают, что дыхательная система азиатов более уязвима, чем у европейцев и в целом хуже справляется с любыми легочными инфекциями. Но коронавирус 2019-nCoV мутировал и распространяется дальше. Среди заболевших появились люди других рас и национальностей.

Известно, что одни народы от других отличаются гаплогруппами — группами генов. Выяснить таким образом происхождение любого человека позволяет простой тест. Но проблема в том, что население Земли уже слишком перемешано. Внутри одной национальности люди могут иметь различные гаплогруппы.

Ученые говорят, что в случае широкого распространения биологического оружия оно не будет избирательно. Может пострадать кто угодно, и это непредсказуемо. Таким образом, идея генетического отбора потеряет смысл. Другое дело, если брать шире и воздействовать на расу.

Именно это и заподозрили в начале эпидемии коронавируса 2019-nCoV.

Особое мнение на эту тему высказал ведущий научный сотрудник Института клинической иммунологии СО РАН, доктор биологических наук Александр Чепурнов. Ученый много лет занимался изучением возбудителя такого заболевания, как вилюйский энцефаломиелит. Это медленная ментальная инфекция, которая приводила к «перерождению» мозга и его деградации. Сейчас она побеждена.

Но самое необъяснимое, что эта болезнь поражает только якутов, эвенов и эвенков, то есть конкретные этносы. У ученых не вызывало сомнений, что основа заболевания — инфекционная, но возбудителя найти так и не удалось.

Поэтому профессор Чепурнов считает, что нельзя говорить о невозможности создания генетического оружия. В 2003 году эксперт работал над вакциной против первого китайского коронавируса, вызывавшего атипичную пневмонию. Тогда создать лекарство против нового вируса оказалось очень сложно... Похоже, сейчас история повторяется.

При этом впервые производство и испытания биологического оружия было налажено в Японии в годы Второй мировой войны. Местечко Пинфань, именно там был создан печально известный отряд 731 под руководством генерала-лейтенанта Серо Иси. В этих секретных лабораториях на военнопленных испытывалось биологическое оружие. Уже в 42-м году японцами была проведена боевая операция. Насекомые, зараженные вирусами самых тяжелых болезней, сбрасывались с самолетов, все остальное делал вирус. Результат — сотни, тысячи погибших без единого выстрела.

Кстати, применение японцами биологического оружия — единственный документально доказанный и официально признанный факт. Международный судебный процесс в Хабаровске объявил членов отряда 731 военными преступниками, а биологическое оружие был запрещено Международной конвенцией еще в 25-м году. Но странности начинаются почти сразу после войны, уже в 1947 году командующему американскими войсками в Японии генералу Маккартеру госдепартамент США направляет секретный документ. В нем указывается исключительная важность японских материалов по применению биологического оружия.

Именно в это время результаты опытов по биологическому оружию попадают в известный теперь биологический центр Форт-

Детрик в штате Мэриленд, так начинается новая страница в истории биологического оружия.

Теперь, чтобы создать эпидемию на территории противника, необязательно распылять препараты или отравлять ими воду.

Бомбы, которые сбрасывали с американских самолетов, представляли собой капсулы для насекомых, инфицированных опасными болезнями, они расползаются по большой территории, заражая домашний скот, население, все живое.

КОМАРЫ — БИОЛОГИЧЕСКИЕ КАМИКАДЗЕ

Токсокароз — это заболевание, которое переносят комары. Оно вызывает сильную лихорадку, кровоизлияния на коже, а личинки токсокар поражают сердце и печень больных. Паразиты могут повреждать глаза, легкие и головной мозг. Еще совсем недавно токсокароз был головной болью лишь врачей Америки и Англии. Но в последнее время он вдруг появился на Украине и уже начал подбираться к нашим территориям. На юге России сегодня — десятки пострадавших от этого паразитарного заболевания.

Сегодня предсказать, чем обернется обычный укус комара — сложно. Недавно американцы запустили исследовательскую программу под названием «Насекомые-союзники». Ученые США планируют использовать насекомых для распространения якобы полезных вирусов, повышающих устойчивость сельскохозяйственных культур. Но европейские ученые и Минобороны России уверены — мухи и комары могут стать солдатами на службе США, заражая людей опасными вирусами. И это — действительно угроза всему миру, от которой не спасут ни антибиотики, ни прививки

Соединенные Штаты Америки отказываются признавать факт применения биологического оружия. Но есть данные, что с 1956 по 1958 год армия США проводила полевые испытания в даже в бедных районах нескольких городов штатов Джорджия и Флорида, в основном населенных афроамериканцами. С самолетов и автомашин в воздух выпускались комары, после укусов которых у жителей развивались необычные формы лихорадки. К середине 70-х американским ученым удалось добиться потрясающего результата: их оружие убивало только чернокожих, и совершенно не действовало на светлокожих. Но американцы были не первыми. Еще доктор Йозеф Менгеле по кличке «Ангел смерти из Освенцима» работал над созданием биологического оружия, которое поражало бы определенные народы, например, цыган и евреев. Всех тех, у кого темный цвет радужной оболочки глаза.

Ведь, по задумке фашистов, все арийцы — светлооки, а значит, вирус на них не подействует. Как же удивился Менгеле, узнав о голубоглазых цыганах синти, которых никак нельзя было причислить к арийцам!

ПРАВДА ЛИ, ЧТО ФАРМАКОЛОГИЧЕСКИЕ КОМПАНИИ СПОНСИРУЮТ ЭКСПЕРИМЕНТЫ С НОВЫМИ ВИРУСАМИ, ПОТОМУ ЧТО ИМ ВЫГОДНО СОЗДАВАТЬ ОТ НИХ ВАКЦИНЫ?

Специалисты говорят: лекарства — самое страшное оружие XXI века. Не нужно никаких вирусов и смертельных пандемий, чтобы неуклонно сокращать численность Земли. Достаточно выдать каждому всего по одной таблетке, и эти пилюли все сделают сами. Ведь эффект от побочного действия препаратов — пострашнее любого смертельного вируса! Действует незаметно, убивает тихо и безнаказанно. Эксперты шокируют:

в распространении вирусов скрывается самая настоящая золотая жила фармацевтических гигантов!

В 2020 году откровение бывшего сотрудника крупной фармацевтической компании Шейна Элиссона вызвало эффект разорвавшейся бомбы! Он выложил в Сеть видеоролик, в котором открыто рассказал, как и для чего на самом деле создаются медицинские препараты. Биохимик с многолетним стажем признался: лекарства — это бизнес на здоровье людей. Любая пилюля создана таким образом, чтобы маскировать симптомы, но не устранять болезнь. В это время международные независимые эксперты обнародовали жуткие данные: ежегодно от лекарств умирает больше людей, чем в результате дорожно-транспортных происшествий! Только за последние 30 лет появилось более десятка ранее неизвестных и, самое главное, необычайно странных недугов! Котлетная астма, боязнь отверстий на теле, отложение солей, зашлакованность организма, образование серы в ушах или даже облысение. Все это теперь считается недугом, справиться с которым, по мнению экспертов, помогут все новые и новые лекарства.

А не так давно к мировому списку якобы болезней добавилось «нарушение функции евстахиевой трубы»! Вы не ослышались, но даже не пытайтесь понять, почему ранее о существовании этого отверстия в вашем теле вы и не подозревали! А еще в длинном перечне — «мочекаменная болезнь в стадии до образования камней» и «засорение кишечника».

Но самое популярные на сегодня лекарства — это иммуностимуляторы. Ведь каждый год появляются новые вирусы, от которых требуется защитить иммунитет. Продажа таких препаратов бьет все рекорды. Один из них был побит в марте 2009 года. Тогда мировые средства массовой информации сообщили об очередной опасности, которая угрожает планете. Ею оказался малоизвестный, но очень коварный вирус-мутант.

Специалисты предположили, что переносчиками заразы могли стать домашние свиньи и назвали загадочную инфекцию «свиным гриппом». Первая вспышка этого заболевания была зафиксирована в Мексике, а через несколько дней вирус «свиного гриппа» обнаружили в США и в Европе.

Количество инфицированных за одну только неделю составило несколько сотен человек. Говорили и о смертельных исходах. Правда, Россию эта напасть обошла тогда стороной. Единичные случаи, выявленные у заезжих иностранцев, никакого ажиотажа среди россиян не вызвали, и про «свиной грипп» стали потихоньку забывать... Следующая информационная волна накатила лишь с наступлением осени, когда страшный грипп, переименованный в грипп A H1N1 начал проникать в учебные заведения. Одним из первых закрылся на карантин Университет Дружбы Народов.

В середине октября, когда в РУДН был объявлен недельный карантин, число заболевших гриппом A H1N1 составило 11 человек. Все эти студенты обратились в поликлинику с жалобами на легкое недомогание, характерное для обычной сезонной простуды — кашель, озноб, температура.

Коварство нового гриппа заключалось в том, что он очень быстро передается от человека к человеку воздушно-капельным путем. Но вот что странно, — все заболевшие студенты даже не были знакомы друг с другом. А их ближайшие соседи по общежитию, которые автоматически входили в группу риска, почему-то оказались совершенно невосприимчивы к инфекции. Медики до сих пор не могут определить, где же именно мог находиться очаг заражения. На сегодняшний день летальные исходы переболевших этой инфекцией — редкость. Но в целях профилактики медики назначают витамины и иммуностимуляторы. Ни для кого не секрет, что спекуляция на человеческих слабостях и страхах может быть очень выгодным бизнесом.

Сколько денег заработали мелкооптовые торговцы на продаже масок в дни эпидемии, подсчитать невозможно. Зато прибыли крупнейших фармацевтических гигантов, выросшие с момента объявления пандемии в десятки раз, исчисляются миллиардами.

Крупнейшая фармацевтическая корпорация делает объем продаж только с одного своего препарата более 26 миллиардов долларов.

Не так давно фармацевты прорекламировали новый препарат, который якобы блокирует размножение вируса гриппа в организме человека. Это дорогостоящее лекарство изобрели 10 лет назад и вот теперь разрекламировали как единственное эффективное средство в борьбе с инфекцией. С тех пор швейцарская компания-производитель стала активно сотрудничать со Всемирной организацией здравоохранения. Выгода от такого сотрудничества огромная. Например, фармацевты безвозмездно передают в фонд Организации 5 миллионов упаковок с чудо-ампулами и тут же получают от правительств разных стран заказ на 35 миллионов упаковок. На борьбу с пандемией. По рекомендации ВОЗ.

Но самое важное: никакая другая компания не может производить такой инновационный препарат с такой инновационной молекулой, то есть компания работает на рынке исключительно в таком монорежиме.

О том, что популярное лекарство может иметь серьезные побочные эффекты или вообще оказаться бесполезным в лечении нового вируса гриппа, изготовители препарата предпочитают молчать. Экспертам Всемирной организации здравоохранения удалось замять скандал в Дании, где был зафиксирован первый случай устойчивости вируса A H1N1 к препарату и свалить досадное недоразумение на индивидуальную невосприимчивость пацинета. Сегодня специалисты ВОЗ по-прежнему рекомендуют пополнять стратегические запасы этим лекарством.

В России разрабатывать вакцину против нового вируса начали полгода назад, когда получили исходный биоматериал со штаммом свиного гриппа. Первые опыты, как и положено, проводили на животных, а ближе к осени стали набирать волонтеров —

добровольных участников исследования. Говорят, что поначалу от желающих не было отбоя. Но после тщательного осмотра у специалистов многим было отказано от участия в эксперименте. К контрольному тестированию было допущено 260 человек. Добровольцам предстояло опробовать на себе два вида вакцины. «Живую», которая содержит ослабленный вирус H1N1 и способствует выработке местного клеточного иммунитета, и инактивированную — «мертвую», которая стимулирует выработку антител в крови.

Согласиться на такие условия можно только в двух случаях: или за деньги, или из чувства страха за собственную жизнь. Глядя на этого человека, трудно предположить, что им двигали исключительно корыстные цели. Ведь гонорар за участие в пробной вакцинации составляет всего-то навсего десять тысяч рублей.

После контрольной сдачи анализов и консультации со специалистом-аллергологом, волонтеры получают «добро» на введение второй вакцины. От того, каков будет результат, зависит, станет ли это средство профилактики гриппа доступным для всех желающих. В общей сложности на разработку и испытание новой вакцины в России ушло чуть менее полугода. Специалисты уверены, что это слишком маленький срок для того, чтобы говорить об ее эффективности и безопасности. Существует мнение, что последствия воздействия такого препарата могут отразиться на здоровье человека через несколько лет в виде тяжелых и действительно неизлечимых болезней.

АТАКА ВИРУСОВ И МИРОВОЙ ЗАГОВОР

Не так давно в интернете появилась видеозапись интервью с известным английским писателем Дэвидом Айком. Автор многочисленных книг о теории мирового заговора и тайных обществах поделился своим мнением. Он убежден, что грипп A H1N1 — это очередная спланированная акция. Одна из ее главных целей — отвлечь внимание общества от последствий финансово-экономического кризиса и от очередного глобального передела собственности. Вторая цель просто поражает своим цинизмом.

Действительно, в 76-м году на одной из американских военных баз в Нью-Джерси вспыхнула эпидемия вирусной инфекции. Четырнадцать новобранцев пожаловались на высокую температуру и недомогание. Через несколько дней один военнослужащий скончался. В США официально объявили об эпидемии «свиного гриппа». Правда, паника была недолгой, вскоре болезнь исчезла сама собой. Но 40 миллионов американцев все-таки успели вакцинировать.

Тысячи людей получили от побочных действий вакцины нервные расстройства. Кого-то парализовало. 32 человека умерли. Это официальная статистика.

Сейчас многие уверены, что эпидемия была вызвана искусственно. Министром обороны США в то время был Дональд Ромсфелд, который чуть позже возглавил гигантскую фармацевтическую компанию «Гилеада». Ее научно-исследовательские центы находятся в Калифорнии, где вирус гриппа A H1N1 и был определен лабораторно... Там же в марте 2009 года появилась первая патентная заявка на вакцину от нового подтипа вируса гриппа. О самом новом гриппе заговорили только спустя месяц. То есть прививка появилась гораздо раньше, чем само заболевание!

Манипулировать общественным сознанием при помощи гриппа можно бесконечно. В природе существует несколько разновидностей этого заболевания. Одни вирусы могут поражать только людей, другие — только животных. И при этом не быть смертельно опасными ни для тех, ни для других. Но если взять образцы этих вирусов и скрестить их искусственным путем в лабораторных условиях, можно изобрести мощное оружие массового поражения. А потом списать все на мутацию... И еще успеть хорошо заработать на этом.

ТАЙНА МЕРТВОГО ДЯТЛА

В 2008 году во время визита в Австралию британскому премьер-министру Тони Блэру вручили ценный подарок — материалы исследований Сиднейского центра вирусологии птиц и... мертвого дятла. Изучение останков птицы продолжили в Лондоне и вскоре обнаружили страшную находку. В печень пернатого был вживлен американский микрочип и капсула с культурой вируса птичьего гриппа. Что-то похожее уже находили и раньше, но списывали инородные тела в организме птиц на счет их всеядности и неразборчивости. Но этого дятла австралийцы отловили еще живым, капсула не успела разложиться и выдала искусственное происхождение вируса.

Версия о происхождении так называемого птичьего гриппа однозначна — вирус намеренно вживляли диким пернатым в лабораториях американского военного ведомства для того, чтобы они разносили заразу в нужном направлении. Доказательство этому — микрочип, который передавал данные о перемещении дятла на радары военной базы США в Австралии.

По мнению специалистов, птичий грипп был запущен из-за океана, чтобы уронить акции европейского и азиатского птицеводства. Известно, что «ножки Буша» в США являются очень прибыльной статьей экономики. С каждым годом их количество растет и требует новых рынков сбыта. Посеять панику, чтобы убрать конкурентов, — это вполне по-американски. Кстати, в самих США птицы гриппом не болели. К разгоревшемуся по этому поводу скандалу в Американском конгрессе отнеслись очень серьезно.

Англичане почти не сомневаются, что историю с «коровьим бешенством» тоже придумали американцы. В 1996 году, после смерти десяти британских фермеров от неизвестной болезни, Евросоюз отказался от английской говядины и применил в отношении Великобритании жесткие санитарные меры.

Слухи про губчатый энцефалит английских коров, якобы легко передающийся человеку даже в виде жареного бифштекса, исчезли так же неожиданно, как и появились. Специалисты до сих пор не могут понять, за что таким странным образом хотели наказать британцев. На этот счет существует много версий. По одной из них скандал с коровами был хорошим спектаклем. В истории же с «птичьим гриппом» очень много неясных моментов. Например, когда медики готовили отчеты по эпидемии, выяснилось, что основная масса людей, которых поразил этот вирус, были азиатских национальностей. Получается, что «птичий грипп» задумывался как этническое бактериологическое оружие против населения конкретных стран.

Между тем важно учесть, что разработка биологического оружия по своей значимости в эпоху холодной войны стала в один ряд с атомной и нейтронной бомбами. Хранилище биологического оружия переполнялось все новыми видами боеприпасов со смертельной начинкой. Но если эти хранилища и лаборатории представляли государственную тайну, то меры, направленные на защиту биологического оружия, напротив широко рекламировались, создавались вакцины против наиболее опасных вирусов. США и Советский Союз соревновались в масштабах этой работы. Многие годы американцы не упускали случая обвинить Советский Союз в том, что он создает собственное биологическое оружие. Но как было на самом деле?

БЫЛА ЛИ БИОБОМБА В АРСЕНАЛЕ СОВЕТСКИХ ВОЕННЫХ? И МОГУТ ЛИ УЧЕНЫЕ КОНТРОЛИРОВАТЬ РАСПРОСТРАНЕНИЕ ВИРУСА?

В новой истории применение биологического оружия произошло в 2001 году. Тогда в США зафиксировали вспышку сибирской язвы. В первые же дни страшный диагноз подтвердился сразу у двух десятков человек. Эпидемиологи забили тревогу: смертельный вирус слишком быстро распространяется. Но главное, что волновало специалистов: откуда взялась давно забытая инфекция? Позже выяснится: все заболевшие получали одинаковые письма. Именно они были заражены спорами сибирской язвы. Мало того, расследование показало: смертоносную корреспонденцию рассылал известный военный микробиолог Брюс Айвинс. Что толкнуло его на такой шаг — до сих пор неизвестно. Ученый покончил с собой за несколько дней до официального обвинения.

Эта история — показательная. После произошедшего люди заговорили о биотерроризме. Стало понятно, что в большинстве случаев доказать, что вирусная эпидемия — результат биологической атаки, практически невозможно. А это делает вирусы вдвойне опасными. Более того, нет никакой гарантии, что в случае применения такого биологического оружия может начаться пандемия, которая уничтожит всех без разбора, включая самих разработчиков. Ведь создать биологическое оружие и нацелить его на противника — это еще полдела. Намного сложнее защититься от действия выпущенного на свободу опасного заболевания. Ведь подчас даже сами ученые-разработчики не могут предугадать, как поведет себя вирус.

КАК САМИ УЧЕНЫЕ ЗАЩИЩАЮТСЯ ОТ ВИРУСА? И КТО ДАЕТ ГАРАНТИЮ, ЧТО ВИРУС НЕ ВЫРВЕТСЯ ИЗ ЛАБОРАТОРИИ СЛУЧАЙНО?

Чтобы опасные вирусы не вырвались наружу, все лаборатории, в которых ведутся работы с инфекциями, оснащены не хуже секретного военного объекта. Корпуса обязательно делятся на две части — так называемые опасную и неопасную зоны. Воздух в опасной части, где хранят и выращивают смертельные вирусы, не контактирует с неопасной. Проще говоря, связи с внешним миром возбудители заболеваний не имеют. И риск случайной утечки практически полностью исключен.

Каждый рабочий день всех сотрудников тщательно осматривает врач — это обязательное условие. Если медик обнаруживает малейшее недомогание, даже насморк, человека сразу помещают в стационар, чтобы убедиться, что это всего лишь простуда, а не заражение опасным вирусом. Домой в таком состоянии сотрудника из лаборатории не отпустят. Необходимо выдержать 15-20 дней карантина. Слишком велик риск выпустить заразу за пределы научного учреждения. Но такое все-таки случается.

Так в мае 2004 года в Новосибирске 46-летняя лаборантка отдела особо опасных вирусных инфекций Антонина Преснякова работала с мышами, зараженными вирусом Эбола. Перед заходом в лабораторию она прошла инструктаж и медосмотр, облачилась в специальный пневмокостюм и две пары резиновых перчаток.

Эти меры должны были защитить ее от опасного вируса. Но во время процедуры

Антонина отвлеклась и случайно проткнула перчатку шприцем. После случившегося согласно инструкциям ее тут же изолировали в боксе с максимальной степенью биологической защиты. Спустя две недели, пройдя все стадии заболевания, Антонина Преснякова умерла от интоксикации и обезвоживания.

Точно так же в 1988 году погиб ученый Николай Устинов. Только он работал с вирусом Марбург, который быстро уничтожает человека, превращая его в кровавую губку. Устинов знал, что вирус, попавший к нему в организм, смертелен. Вакцины против этой инфекции тогда не существовало. Но, находясь на больничной койке в закрытом стационаре лаборатории, он детально, пока мог, описывал все нюансы неизученного заболевания. Работал до самой последней минуты. А уже два года спустя другого исследователя при похожей ситуации удалось спасти. И во многом этому помогли выводы Николая Устинова.

СВЕРДЛОВСКАЯ УТЕЧКА СМЕРТЕЛЬНОГО ВИРУСА

Другой случай произошел в Свердловской области. Там разразилась странная эпидемия. Люди жаловались на слабость, не позволяющую в буквальном смысле дышать, температуру под 40, тяжелый кашель, судороги и непрекращающуюся рвоту. Медики не успевали принимать больных. Морги переполнялись, а родственники отказывались забирать умерших — боялись подхватить заразу.

По официальной версии медицинских чиновников, загадочная болезнь — не что иное, как кожная форма сибирской язвы. Люди якобы заразились ею, употребляя в пищу мясо больных животных. Все экстренные службы города — медики, милиция, военные — подняты на ноги. На Урал срочно прибыли высокопоставленные чиновники из Москвы.

В кабинете главврача городской больницы появлялись люди с военной выправкой, но в штатском. И вежливо, но твердо намекали: в интересах врачей не распространяться о происходящем. Больным назначали препараты от сибирской язвы, но люди продолжали умирать. От тяжелых кровоизлияний — в легкие и в мозг. Опытные врачи предположили — это, возможно, легочная форма «сибирки», передающаяся как грипп — воздушно-капельным путем. Вот только в природе такой не существовало. Зато в этом районе города находится закрытый военный городок «Свердловск 19». Где, по слухам, существуют спецлаборатории по созданию биологического оружия. Медики начали подозревать — именно оттуда пришла беда.

Страшные подозрения подтвердились лишь много лет спустя. То, что действительно случилось в Свердловске в апреле 1979 года — долгое время пытались замолчать. Уже позже винилось, что трагическим событиям предшествовала роковая ошибка. 30 марта 1979 года один из сотрудников секретной лаборатории, в которой велись работы со штаммами сибирской язвы, перед окончанием смены снял засорившийся фильтр с кондиционера, который нагнетал свежий воздух в помещение, а отработанный — выталкивал на улицу. А поставить новый — забыл.

Отсутствие фильтра, отсекавшего заразу, заметили только спустя несколько часов. Этого времени хватило, чтобы смертоносный аэрозоль успел беспрепятственно вырваться из подземной штольни на улицу. Ветер понес язвенные споры в жилую часть города. Разразилась эпидемия.

Во время свердловской эпидемии погибли почти 90 % заболевших. Их хоронили в наглухо заколоченных гробах, засыпанных хлоркой, на специально отведенном для них месте на кладбище — изолированном от остальных могил. А зараженный район города подвергли тотальной чистке — все улицы и дома, все поверхности обрабатывали ядовитыми химикатами.

Подобные случаи распространения вирусов и гибели ученых в вирусных лабораториях не так уж и редки. Но чрезвычайные происшествия, как и сами разработки смертельных вирусов, строго засекречиваются. Поэтому подлинных данных об ученых, заразившихся во время своих исследований, нет. Правда, недавно в американской прессе поднялся нешуточный шум.

На Восточном побережье США началась массовая гибель дельфинов и китов.

Биологи установили, что причиной смерти животных является странный вирус, похожий на человеческую корь. Позднее Тихоокеанское побережье заполонили мертвые медузы и морские звезды. Природу вируса, от которого погибли они, установить так и не удалось.

Правозащитники заподозрили военных в утечке опасного биоматериала.

Пентагону припомнили и базу Иджвуд, двойника Форт-Детрика.

Там из 5000-го персонала насчитывается 500 пострадавших от инфекционных заболеваний. То есть каждый десятый! А в морской бухте, примыкающей к территории Иджвуда, в который раз погибла вся рыба.

Еще один яркий пример вируса, который вышел из-под контроля, — экологическая катастрофа 2010 года в Мексиканском заливе.

Тогда в крупной нефтяной компании приняли решение выпустить в Мексиканский залив искусственно созданную бактерию, которая должна была ликвидировать последствия аварии — переработать нефтяные пятна. Но все пошло не по плану ученых. У побережья Северной Луизианы началась массовая гибель рыбы. Умерло более 100 тысяч особей, в огромных масштабах гибли птицы.

Более того, есть данные, что во время ликвидации экологической катастрофы из-за искусственной бактерии заболело 128 работников, причем им запретили обращаться в городские больницы, чтобы избежать утечки информации.

Далее проблемы стали нарастать как снежный ком. У жителей побережья Мексиканского залива начали образовываться страшные язвы, которые быстро приводили к смерти. Власти пытались скрыть масштабы ужасающих последствий применения искусственной бактерии, но информация все равно просачивалась — слишком много людей заболели. До сих пор последствия применения искусственно созданной Синтии напоминают о себе — достигнув с океаническими течениями побережья Арктики, бактерии вызывают массовую смерть тюленей. Последние исследования показывают, что бактерии уже достигли Гольфстрима, который омывает Европу...

МОГУТ ЛИ ВИРУСЫ ЭВОЛЮЦИОНИРОВАТЬ, ЕСЛИ СОЗДАНЫ ОНИ ИСКУССТВЕННО?

Шокирующее предположение высказали ученые! Искусственно созданные вирусы эволюционируют быстрее тех, что зародились в природе. И этому появились косвенные доказательства. Оспа, сибирская язва, чума — известны на протяжении многих веков. В их естественном происхождении сомневаться не приходится. Но их структура сильно отличается от относительно молодого вируса иммунодефицита, о котором заговорили несколько десятилетий назад. Появилось предположение, что это был первый вирус, который отдельные ученые причислили к искусственным. И до сих пор версия, что он был создан в одной из секретных военных лабораторий, — не опровергнута.

По мнению специалистов, такой «поумневший» вирус несколько лет назад начал распространяться с комической скоростью в Ростовской области. Тогда регион оказался в эпицентре неизвестного заболевания. Жителей косило целыми семьями. Все начиналось с высокой температуры. Через некоторое время заболевшего разбивал паралич. А потом больной терял зрение. Местные врачи что делать — не знали. Они ходили по дворам и предлагали есть побольше чеснока и выпивать ежедневно по 100 граммов водки. Пресса узнала о происходящем в станице уже в разгар эпидемии, когда сотрудник местного узла связи начал писать о станичной беде в Интернете.

До этого власти пытались скрыть от общественности информацию о вспышке неопознанного заболевания. Вначале медики сделали предположение, что это вирусный менингит. Но затем поменяли диагноз.

Оказалось, это мутировавший вирус африканской лихорадки. Эпидемия получила название конго-крымской лихорадки. Ее ученые всего мира окрестили «чумой XXI века», по сравнению с ней даже СПИД показался многим вирусологам не столь страшным заболеванием. Известно, что вирус разносят клещи. А больные умирают от кровоизлияния во внутренние органы.

Причину обострения ситуации с конго-крымской лихорадкой на юге России в последние годы, эпидемиологи до сих пор не могут разгадать. Впервые вирус нашли в Крыму в 1944 году, а в 57-м его аналог выявили в Конго — отсюда и название. Но с тех пор гемморагическая лихорадка появлялась на российской территории только в единичных случаях. До 1999 года.

Очевидцы эпидемии утверждают, что накануне появления первых заболевших видели в станице людей в форме. Кроме того, незадолго до вспышки болезни в местном лесу распыляли какие-то химикаты, якобы для санитарной обработки. Кто и чем обрабатывал лес, так и осталось загадкой. Но десятки человек оказались тогда на больничных койках. Спасти удалось далеко не всех. Вирус из отдаленной сельской глубинки перекинулся на соседние регионы. С тех пор каждое лето вирус обнаруживают в 7-8 новых областях. И остановить распространение болезни не удается....

Мало того, ученые опасаются, что сегодня мы имеем дело уже с видоизмененной конго-крымской лихорадкой. По словам специалистов, резкие изменения присущи всем вирусам без исключения. С течением времени возбудители смертельных болезней становятся более коварными и непредсказуемыми. Вирус постоянно мутирует, обретает все новые агрессивные свойства. Люди в такой ситуации остаются абсолютно безоружными перед натиском новых эпидемий. Ведь на разработку вакцин требуется время.

ЧТО ПРОИЗОЙДЕТ, ЕСЛИ «СКРЕСТИТЬ» ВИРУСЫ? ПОЯВИТСЯ ЛИ СУПЕРВИРУС, КОТОРЫЙ УБЬЕТ ЧЕЛОВЕЧЕСТВО?

Это невероятно, но каждые 10 лет вирусологи открывают до 30 неизвестных инфекционных болезней. Мало кто знает, даже хорошо изученные и вполне излечимые заболевания, неожиданно могут становиться смертельными.

Но самое главное: по словам ученых, вирус можно усилить еще больше, если культивировать вместе несколько близких по строению возбудителей инфекции. Так, если один из них высоко заразен, другой — смертелен, а третий не заметен для иммунной системы, то через некоторое время сам по себе появится вирус-мутант, который сочетает все три опасных свойства!

Более того, никто никогда даже не узнает, от чего умирают заразившиеся люди — от оспы, экзотической лихорадки или от воспаления легких. Ведь и симптомы при таком скрещивании вирусов будут смешанные. А значит, диагностировать заболевание и подобрать правильное лекарство вовремя врачи не сумеют.

Военные биологи США с подобными разработками пошли еще дальше. В закрытых лабораториях они ведут эксперименты по выведению гибридов чумы и яда кобры. Попав в человеческий организм, такой штамм не только заражает болезнью, но и усиленно начинает вырабатывать прямо в кровь змеиный токсин. Расчет такого биологического оружия прост: пока медики решают от чего лечить пациента, он умирает.

И это далеко не все! В последнее время биологи заговорили о том, что вирусы можно запрограммировать. То есть создать оружие замедленного действия, которое будет выстреливать при строго определенных условиях. Сигналом для запуска механизма уничтожения может стать что угодно: перемена климата, ослабленный иммунитет или даже какое-то лекарство. А до тех пор вирус будет дремать...

МОЖЕТ ЛИ ГЕНЕТИЧЕСКОЕ ОРУЖИЕ СУЩЕСТВОВАТЬ В РЕАЛЬНОСТИ?

«Генетическим» называют разновидность биологического воздействия, предназначенного для избирательного поражения населения, допустим, по расовому, этническому, половому или иному генетическому признаку.

Почему актуален этот вопрос сегодня? Дело в том, что в последние дни ряд исследователей выдвинули шокирующую версию: коронавирус, уже истребивший почти две тысячи китайцев, создан в недрах ЦРУ и нацелен лишь на желтую расу.

Обратим внимание, что поражены коронавирусом люди разных национальностей, но умирают только китайцы. Случайность?

Еще в октябре 2018 года международная группа ученых из Германии и Франции опубликовала статью в авторитетном медицинском журнале «Ланцет», в которой они обсуждают странную американскую программу сельскохозяйственных исследований под названием: «Насекомые — союзники». По документальным свидетельствам, эксперименты проводились (и вероятно, проводятся до сих пор) по заказу Пентагона.

Цель: заставить насекомых доставлять генетически-модифицированные вирусы до места назначения. Формально, чтобы заражать этими вирусами растения, которые, к примеру, страдают от засухи. Вирусы меняют генетический код растений и якобы помогают им выживать и плодоносить.

В статье журнала «Ланцет» европейские ученые задаются вопросом: почему для доставки таких вирусов нельзя использовать обычные технические средства — авиацию и распылители, например? И почему эксперименты проводятся в обстановке строжайшей секретности?

Европейцы прямо заявили, что скорее всего программа имеет двойное назначение, и что есть подозрение — это разрабатывается оружие, способное поражать социально значимые сельскохозяйственные культуры, заражая семена и тем самым вызывая в отдельных странах голод!

По мнению исследователей, вот поэтому-то используются насекомые для доставки вирусов. Ведь, невозможно определить источник атаки!

Конвенция 1972 года запрещает разработку и накопление бактериологического оружия. И потому европейские ученые до сих пор призывают Пентагон снять гриф секретности и доказать мировой общественности, что разработки действительно не являются биологическим оружием. Но все безрезультатно.

Исследователи обратили внимание, что данные о подозрительной американской сельскохозяйственной программе странным образом совпадают с данными биологической лаборатории США в Грузии.

Пентагон вложил в этот Тбилисский Центр почти 200 миллионов долларов. Грузинские специалисты доступа туда не имеют, а американский персонал защищен дипломатической неприкосновенностью.

Как официально заявили наши высокопоставленные военные — материалы, с которыми работают американские вирусологи, доставляют из США дипломатической почтой, в обход грузинского законодательства.

По странному совпадению, именно из Грузии в Россию и Китай еще в 2007 году пришла африканская чума свиней, которая до сих пор вызывает гибель домашних животных всех возрастов. Переболевшие свиньи остаются носителями вируса, который передается через корма, подстилку, навоз и разных насекомых — но в основном клещей. До сих пор ежегодные убытки в России от этой болезни составляют миллиарды рублей!

Именно из Грузии в 2014 году в Россию и Южную Европу стали перемещаться москиты, имеющие признаки генной модификации. Из открытых данных грузинской прессы известно, что американская лаборатория в Грузии работает с беспилотниками для доставки насекомых.

По одной из версий в этой лаборатории проводятся эксперименты и над людьми. В 2015 году при испытаниях нового засекреченного лекарства в одну ночь погибло 24 человека. Еще 49 умерли чуть позже. Отметим, что все эти данные озвучила не «желтая пресса», а представитель Министерства обороны России, начальник войск радиационной, химической и биологической защиты Игорь Кириллов.

Эксперты отмечают, что подобные лаборатории находятся не только на территории Грузии, а практически во всех бывших союзных республиках.

Они есть и в странах Южной Америки, и Африки, и даже в Британии.

Что там изучается? Для чего? Это держится в тайне.

Однако напомним, что в 2011 году одна из таких лабораторий выпустила в Мексиканский залив искусственно выведенную бактерию «Синтия», якобы для очистки от нефтяного загрязнения вследствие крупнейшей нефтяной аварии. «Синтия» была разрекламирована как некая панацея. Генетики заявили, что ее пищей являются углеводороды, а значит, в кратчайшие сроки эта бактерия должна была «сожрать и переработать» всю утекающую из скважины нефть. Однако получилось иначе. Синтетическая бактерия, поначалу отведав нефти, переключилась на планктон и водоросли. А потом начала мутировать и словно пиранья стала нападать на рыб и дельфинов.

После этого «Синтия» перекинулась на людей. Оказалось, что, если на теле купающихся есть даже микроскопические ранки, «Синтия» проникает в них, с кровотоком разносится по всему организму и буквально сжирает человека изнутри, порождая новые колонии бактерий-убийц. После того, как несколько подобных трагических случаев просочились в прессу — Пентагон запретил оглашать любую информацию, связанную с «Синтией».

Что сегодня происходит в Мексиканском заливе и на побережье — упорно замалчивается западной прессой.

...Основатель генетики, чешский монах Грегор Мендель, в середине девятнадцатого века даже не предполагал, к чему могут привести его изыскания. Он беззаботно скрещивал горох, исследовал полученный урожай и на основании математических расчетов вывел законы наследственности и изменчивости. Выводы монаха Менделя тогда никто не воспринимал всерьез. Однако через сорок лет, в начале двадцатого столетия, когда в моду вошли рассуждения об элементарных частицах, ученые вспомнили и признали научные работы Менделя и открыли «атом наследственности», находящийся в хромосомах. Уже к тысяча девятьсот девятому году был придуман термин «ген» и существовала молодая наука «генетика», изучающая хромосомы и теорию наследственности...

Это всего лишь сухие исторические факты. Но за ними стоят десятки открытых тогда секретных лабораторий. Все крупные державы готовились к войне. И ученые этих стран усиленно работали над созданием нового, биологического оружия. Направления были самые разные, но одно из них было связано со скрещиванием непохожих животных: собак с кошками, крыс с бобрами, тигров со львами, а обезьян с человеком.

Эксперименты были связаны с выведением нового вида млекопитающих — послушных химер-убийц. Тогда ничего не получилось. В природе все сбалансированно — не бывает (за редким исключением) межвидового размножения: кошки не могут рожать от собак, а люди от обезьян.

А вот современные биотехнологии обошли эту природную закономерность. Сегодня ученые умеют внедрять любой ген в геномы растений, насекомых, животных и человека. И внедряют их с помощью вирусов!!!

ПРАВДА ЛИ, ЧТО ВИРУСЫ ЛОМАЮТ ГЕНЫ?

По сути, все импортные овощи и фрукты, которые мы сегодня покупаем в супермаркетах, — это мутанты. В них встроен чужеродный ген насекомого, рыбы или животного, чтобы они долго сохранялись. В импортном мясе, яйце, молоке, по мнению исследователей, также могут скрываться чужеродные гены, которые ускоряют рост скотины или увеличивают количество надоев.

Эксперты не сомневаются, что в ДНК ряда американских спортсменов и спортсменок встроен специальный ген выносливости.

Но как все это связано с коронавирусом? По мнению исследователей — напрямую. Многие ученые утверждают, что загадочная китайская пандемия подтверждает, что в американских секретных лабораториях реализуется технология РНК-интерференции. Эта технология была открыта еще в 1998 году, а ее авторы Эндрю Файер и Крейг Медло получили Нобелевскую премию.

Дело в том, что в каждом гене человека «зашифрована инструкция по сборке определенного белка», который выполняет те или иные функции в организме. Но для того чтобы применить эту «инструкцию» нужна промежуточная молекула — матричная РНК. Это что-то вроде слепка информации, которая считывается с нужного участка ДНК. Говоря проще, это как штрих-код на товаре супермаркета. Но если штрих-код переклеить, то есть в матричную РНК ввести чужеродный ген с помощью вируса, то можно, к примеру, отключить иммунитет против какой-нибудь опасной болезни.

Напомним, что в 2017 году президент Путин на заседании президентского Совета сделал шокирующее заявление. «Некие организации, — сказал он, — собирают биологический материал наших граждан по всей стране. Причем по разным этносам, проживающим в разных географических точках Российской Федерации. Мы однозначно являемся объектом пристального внимания. Весь вопрос только в том, зачем они это делают?»

...В начале семидесятых годов прошлого столетия госсекретарь Соединенных Штатов Америки Генри Киссинджер предоставил кабинету министров секретный меморандум. Документ шел под названием «Рост населения мира и его последствия для безопасности США и их интересов за рубежом». Этот засекреченный проект был выполнен по заказу президента Никсона и с подачи Джона Рокфеллера-третьего. В 1974 году, после ряда сокращений, проект получил название «Меморандум национальной безопасности», или коротко — «Меморандум 200». Суть его содержания была очевидной. Соединенные Штаты Америки должны были стать Центром по продвижению программ сокращения населения планеты. Новая американская политика подразумевала, что «лучший способ избавляться от людей — делать это незаметно». Программа в первую очередь была нацелена на вакцинацию, приводящую к бесплодию. Первым экспериментальным полигоном стала Бразилия. Поскольку ее население без постороннего вмешательства могло сравняться с населением США уже к двухтысячному году. А это в планах «Меморандума 200» подразумевало растущий статус Бразилии на мировой сцене, что совершенно противоречило интересам Америки.

Следующий этап в развитии бактериологического оружия, по словам исследователей, приходится на вторую половину семидесятых годов, когда военные генетики в своих лабораториях модифицируют африканские вирусы Марбурга, Ласса, Эболы, в считаные часы превращающие внутренности людей в однородное желе. Известно, что американские боевые штаммы туляремии усиливаются стойкостью к антибиотикам и становятся способными преодолевать сопротивление иммунной системы.

В открытых источниках есть стенограмма награждения известного американского ученого-биолога Эрика Пьянка. Получая дорогой приз от академии наук штата Техас за успешный синтез микроорганизмов, он неожиданно заявил, что эпидемия СПИДа нехороша. Она — слишком медленная. Другое дело — Эбола. На нее ученый возлагает большие надежды уже в ближайшем десятилетии. Цитата:

«Я действительно считаю, что мир станет лучше — когда останется пять или десять процентов из всех нас! На нашей планете должно быть примерно полмиллиарда людей, которые будут жить в комфорте, не нанося вреда природе!»

Почти все ученые, присутствующие на награждении Эрика Пьянка, бурными овациями поддержали его речь о «величии» микробов массового поражения!

ГЕНЕТИЧЕСКОЕ ОРУЖИЕ И ГМО-ПРОДУКТЫ

...Третий этап разработки генетического оружия пришелся на конец семидесятых — начало восьмидесятых: это разработка ГМО-еды. Напомним, это когда с помощью вирусов в ДНК овоща, фрукта, животного биотехнологи встраивают чужеродный ген. Обратим внимание, что сегодня Всемирная торговая организация агрессивно принуждает все страны импортировать генетически-модифицированные посевные культуры. Речь идет о выкручивании рук тем странам, которые пытаются отказаться от этой ядовитой продукции. Но не могут. Трансгенные семена буквально продавливают на рынки. На сегодняшний день под ГМО отведена треть всех сельскохозяйственных угодий планеты!

ГМО приносят крупные прибыли транснациональным компаниям. Но главное — вписываются в стратегию «Меморандума 200», поскольку, по одной из версий, убивают иммунитет потребителей, а также делают представителей молодого, подрастающего поколения — бесплодными.

«Еда — это власть! Мы используем ее, чтобы изменить поведение людей. Некоторые назовут это подкупом или шантажом. Нам все равно, извиняться мы не намерены!»

Это слова Катерины Бертини, исполнительного директора Всемирной продовольственной программы ООН, бывшего советника министра сельского хозяйства США...

Четвертый этап по разработке генетического оружия, по мнению исследователей, связан с разносчиками вирусов.

Напомним, что в феврале 2016 года на территории России зафиксирован первый случай завоза вируса ЗИКА. Его своевременно выявили у женщины, проводившей отпуск в Доминиканской Республике. ЗИКА опасен для беременных женщин. Ребенок рождается умственно отсталым или с врожденной патологией черепа под общим названием микроцефалия. Но если инфицированного человека можно изолировать, то это невозможно проделать с другими разносчиками заболеваний: птицами, грызунами, насекомыми. Считается, что вирус ЗИКА распространяется особым видом комаров...

Меняется климат — меняется местожительство насекомых. Их можно заражать, делать переносчиками разных болезней. Если еще лет тридцать назад комаров такого вида не было в нашей стране, то сегодня они уже размножаются в южных регионах России. Почему бы этим не воспользоваться биотехнологам, которым поставлены определенные задачи по отношению к потенциальному врагу? Такой вопрос задают многие исследователи...

...Сделать оружие, воздействующее только на людей определенной расы. Возможно ли такое? Как показывает китайская пандемия — уже возможно.

После того как американские и английские ученые завершили программу «Геном человека» (компьютерная расшифровка человеческой ДНК), выяснилось, что дополнительно ими были расшифрованы геномные структуры сотен патогенных бактерий. Большинство результатов засекречено. Однако исследователи не сомневаются, что «Геном» позволил биотехнологам перейти к работам над новым поколением высокоточного генетического оружия, которое уже появилось. Сегодня генная инженерия попутно способна раскрыть механизм действия токсинов и обеспечить производство избирательно действующих токсичных продуктов, с виду ничем не отличающихся от обычных. Мало кто слышал о такой программе как «Протеом». Она нацелена на расшифровку назначения и взаимодействия белков, открывающую путь к получению абсолютного оружия, позволяющего за несколько часов (или при желании пару десятилетий) планомерно уничтожать любые человеческие популяции, заданные по ключевым генетическим признакам, не опасаясь зеркального ответного удара.

МОГУТ ЛИ ГМО-КУЛЬТУРЫ УНИЧТОЖИТЬ ВСЕ НАТУРАЛЬНОЕ СЕЛЬСКОЕ ХОЗЯЙСТВО И СПРОВОЦИРОВАТЬ МИРОВОЙ ГОЛОД?

Если задуматься, то станет очевидным, что современный спор о генно-модифицированном организме напоминает разговор слепого с глухим. Существует две позиции. Первая — ГМО опасен, и если питаться гибридами картофеля, сои, риса или кукурузы, то человек начнет мутировать. Вторая позиция нацелена на то, чтобы обозвать противников ГМО мракобесами и душителями прогресса. На этом спор обычно заканчивается. Проблема забалтывается, и не понятно: опасен ГМО или нет?

Но давайте посмотрим на ситуацию в иной плоскости. Представим себе, что ГМО не несет никакой угрозы здоровью людей. А после этого рассмотрим свойства трансгенных семян. Выделим три основные характеристики. Первая. Эти семена уже во втором поколении теряют способность размножаться. Сеять их не имеет смысла...

Вторая. Компании, производящие такие семена, запрещают фермерам использовать их на свое усмотрение, допустим, откладывать для посева на следующий год. В противном случае будет судебное разбирательство и фермер разорится.

Третья. Генно-модифицированные растения опыляют традиционные поля, находящиеся по соседству. Это приводит к мутации обычных растений и полной утере ими своих былых качеств...

В 2008 году самая крупная американская компания по производству ГМО-продукции поглотила ноль компаний-производителей семян. Если мы посмотрим на схему стремительного уничтожения других сельскохозяйственных игроков, то станет понятно, что те, кто стоит за этой корпорацией, целенаправленно подминают под себя весь продовольственный рынок. И ГМО — прекрасный способ для этого...

Но что в этом такого ужасного? Чтобы ответить на этот вопрос, обратимся к фактам и приведем несколько любопытных цифр. За последнее столетие в одной только Северной Америке было утрачено 93 процента сортов овощей и фруктов! Если в начале XX века в США выращивали более четырехсот сортов помидоров, огурцов и капусты, то к началу XIX века их осталось меньше тридцати. Это случилось по причине глобализации рынка семян и появления гибридов. С продвижением по всему миру ГМО процессы уничтожения биоразнообразия планеты ускорились. На смену сотням видов приходят всего лишь единицы одинаковых овощей и злаков по всему миру. И если Россия ничего не предпримет, то рано или поздно в нашей стране начнется страшный голод. И вот почему...

Арпад Пуштай — британский биохимик венгерского происхождения — во время интервью телеканалу Айтиви не стал вдаваться в детали своих экспериментов. Он сказал просто: «Если бы у меня был выбор, я бы точно не стал употреблять ГМО в пищу». А под конец он произнес фразу, равносильную взрыву атомной бомбы: «Как ученый, работающий в этой сфере, считаю несправедливым использовать наших сограждан в качестве «подопытных кроликов».

В 1974 году правительством США был создан секретный меморандум под названием «Рост населения мира и его последствия для безопасности США и их интересов за рубежом». Меморандум был выполнен с подачи Джона Рокфеллера-третьего. Он был подписан президентом США Джеральдом Фордом, что означало автоматическое превращение Меморандума в официальную государственную политику. Контроль над продовольствием всего мира играл здесь главенствующую роль...

Стратегия заключалась в том, что каждый новоявленный член американского правительства должен войти в Совет директоров крупнейших продовольственных, химических и фармакологических корпораций. По сути, среди американской элиты была узаконена коррупция, под патриотическим лозунгом защиты национальных интересов. Это дало возможность крупному бизнесу, слившемуся с властями, без помех проводить «Зеленую революцию» за пределами США.

В самой Америке эталонная модель «прогрессивного агрохолдинга» была выстроена уже к 80-м годам прошлого столетия. Она подразумевала разрушение традиционного фермерского уклада, перевода сельского хозяйства на конвейерные технологии и дезинформацию населения. В самой Америке так и было. Фермеры попали в кабалу от банков и агрохолдингов, птицу и скот перестали выгуливать, а поместили в концентрационные питомники, чтобы быстрее набирали вес. Животных стали содержать на клочке земли, в страшной тесноте, пичкая гормонами роста, антибиотиками, и генено-модифицированными кормами.

Разглядывая этикетки зарубежных продуктов, можно только позавидовать, какие сказочные ландшафты окружают улыбчивых крестьян. Но картинки с зеленой лужайкой, деревенским домиком и гостеприимной бабушкой — не более чем рекламный ход! Задумывались ли мы когда-нибудь, почему рыбу в больших магазинах редко продают целиком? Всюду мы видим филе без костей: охлажденное, замороженное, соленое, копченое. Забота о потребителе? Нет, просто у рыбы, выращенной на ГМО-кормах, развивается катаракта.

Для специалистов помутневшие глаза рыбы — показатель того, что она небезопасна для здоровья. Но производитель под прикрытием установленных международных стандартов может это правду скрывать...

Мало кто знает, что если в любом гипермаркете на коробки, бутылки, ящики с овощами и фруктами наклеить не наименование торговых марок, а названия транснациональных корпораций, которые эти товары производят, то мы увидим не сотни компаний, а всего лишь десяток! Оказывается, зерно и мясо контролируют американские фирмы. Рыба — под контролем скандинавов. Кофе и шоколад — прерогатива швейцарцев. Монополисты-гиганты устанавливают цены на свою продукцию! Понятие «конкуренция» сегодня — это мыльный пузырь!

Филиалы монополистов разбросаны по всему миру, и согласно статистике, на сегодняшний день существует 43 тысячи гигантских компаний. Чем не рыночное изобилие? Но выясняется, что это совсем не так. Власть сосредоточена в руках ограниченного количества людей. Джеймс Глаттфельдер — математик из Цюриха — утверждает, что смог раскусить схему мировой экономики. Весь мир в руках семи монополий: продовольствие, медицина, энергетика, нефтяная промышленность, индустрия одежды, банковский сектор и средства массовой информации. По подсчетам математика, нами управляют, вы не поверите, всего 735 акционеров! Получается, что современное общество — одно большое авторитарное государство. И каста избранных решает, что нам надевать, на чем ездить, что и сколько есть. Вначале общество зомбируют, затем искусственно создают дефицит или период ожидания, а только потом продают разрекламированный товар. Особенно наглядно это можно наблюдать, когда начинается продажа новых гаджетов раскрученного бренда.

Это не всё! Относительно недавно известный ресурс «Викиликс» обнародовал американские депеши, сообщавшие о том, как правительство США лоббирует по всему миру интересы транснациональных компаний. В депешах говорится, что самым перспективным рынком на ближайшее будущее становится Украина, которая имеет 26 процентов мировых запасов чернозема. Оказывается, обещанные многомиллиардные кредиты нужны, чтобы открыть дорогу американским генно-модифицированным растениям. Если это произойдет, то и приграничные российские поля начнут переопыляться. ГМО — как раковая опухоль, разрастется и в нашей стране. Под Винницей, Полтавой и Киевом уже вовсю возводят заводы зарубежных

ГМО-производителей. По словам властей, это делается исключительно для улучшения жизни населения.

Более того, мало кто знает, что Конгресс США принял сельскохозяйственный закон под номером S-510. Он запрещает простым американцам делиться, обмениваться или продавать продукты питания, выращенные на собственном садово-огородном участке! Вдумайтесь, владелец собственной земли заплатит огромный штраф и сядет в тюрьму, если подарит соседу органический помидор, продаст домашнюю курицу или баночку натуральных сливок! По законам Америки это уже пищевая контрабанда! Судя по обнародованным документам «Викиликс», закон этот планируется ввести на Украине и в других странах, которые рано или поздно попадутся на крючок монополистов... Всё идет по плану.

По крайней мере спецоперация по внедрению ГМО успешно набирает обороты по всему миру!

При этом по словам исследователей, против ГМО выступает всё здравомыслящее население Европы. Одна лишь Украина с удовольствием потребляет трансгены и нахваливает Америку. Исследователи недавно выяснили, что Украина — крупнейший в Европе источник нелегальных ГМО. Незадекларированных трансгенных культур здесь «хоть пруд пруди». В социальных сетях появился приказ Минздрава Украины от 2016 года, согласно которому в стране начинается массовое тестирование экспериментальных медицинских препаратов. В списке 96 наименований. Тестирование проводят известные американские, шведские и французские фармкомпании. После Майдана новая власть заявляла, что Украина — важнейшая часть западного сообщества и что будет экономическое сотрудничество, льготные кредиты, большие инвестиции. Но оказалось, что совместные проекты больше похожи на научные изыскания недоброй памяти доктора Менгеле. И эти медицинские эксперименты, по одной из версий, только начало. Уже известны планы Запада использовать украинскую землю в качестве могильника для ядерных отходов. А еще украинцы — кладезь для трансплантологов. Сотни тысяч обнищавших жителей готовы продать свою почку или за хорошие деньги превратиться в безотказных «ГМО-солдат».

Еще в 2016 году Башар Джафари — чрезвычайный и полномочный посол Сирии в ООН — сделал шокирующее заявление о том, что США использует в Сирии генно-модифицированных солдат. По его словам, такие организации, как DARPA — Управление перспективных исследовательских проектов Министерства обороны США — уже готовит мир к восприятию новой реальности. DARPA, несмотря на то что многие ее разработки засекречены, недавно кое-что продемонстрировала журналистам, разрешив об увиденном даже написать.

К примеру, об имплантах, контролирующих память. Или о медикаментах, позволяющих выживать солдатам при значительной потере крови. А еще известен проект по быстрому укреплению скелета и набору мышечной массы. Позволяют это делать встроенные в человека чужеродные гены, которые меняют структуру ДНК. По словам исследователей, нечто подобное происходит за дверями лабораторий, разводящих вот этих необычайно мускулистых мышей, собак, быков. Даже профессиональный спорт уже превратился не в состязание людей, а в битву биотехнологий...

Обратим внимание, что по существующей договоренности американские военные получали информацию от российских о планируемой бомбежке сирийских террористов. Уже не секрет, что после этого американцы посылали вертолеты, чтобы вывезти главарей бандформирований из будущей зоны обстрела. Многие исследователи объясняют такую заботу тем, что американские военные спасают ценный экспериментальный материал — выведенных в лабораториях «бойцов-мутантов». Но к чему приведут эксперименты по созданию подобных химер?

По словам исследователей, история уже не раз показывала, что под прикрытием гуманных идей всё делалось ровным счетом наоборот. Те же ГМО, которыми грезили накормить человечество, по мнению специалистов, являются биологическим оружием, способным уничтожать и переформатировать человечество. Исследователи обратили внимание, что с каждым годом рождается всё меньше здоровых детей, зато проявляющихся мутаций становится всё больше...

По статистике сегодня один из тринадцати тысяч младенцев рождается с циклопией. Медики считают, что и здесь не обошлось без ГМО. Токсины попадают в организм родителей, и на свет появляются одноглазые дети.

Все это заставляют поверить в некий заговор против человечества. Когда во всем мире с каждым годом стало расти число людей, страдающих от бесплодия, ученые изучили различные факторы жизни бесплодных пар и сделали шокирующее заявление — чаще всего причина в продуктах с ГМО.

Биохимик Виталий Цитовский из Нью-Йоркского университета первым доказал чудовищное влияние ГМО на человеческий организм. Его опыты показали, что агробактерии, которые используют для внедрения чужеродных генов при создании ГМО, могут трансформироваться не только в растениях, но и в живом организме! Что если это еще один, самый безобидный на вид способ сокращения населения?

КОРОНАВИРУС — ЭТО ГЕНЕТИЧЕСКОЕ ОРУЖИЕ?

Примечательно, что бывший офицер американской разведки Ларри Романофф на днях заявил, что уханьский коронавирус — это биологическая атака на Китай со стороны США ради достижения геополитического преимущества. Свое мнение он основывает на том, что накануне эпидемии Центр безопасности здравоохранения совместно с Всемирным экономическим форумом и Фондом Билла и Мелинды Гейтс собрал лидеров бизнеса, членов правительства и высокопоставленных военных, чтобы смоделировать сценарий, на котором эпидемии коронавируса опустошает планету. А чуть позже 300 американских военнослужащих прибыли в Ухань на Всемирные военные игры. Ровно через две недели после их окончания был зарегистрирован первый случай коронавируса. Как стало известно позже, инкубационный период составляет 14 дней! Случайность?

А вот что пишет авторитетный в Америке доктор Алан Кантуэлл.

«Ученые из американских университетов и неправительственных организаций часто приезжали в Китай для проведения биологических экспериментов, которые были настолько незаконными, что приводили китайские власти в ярость. Когда стало известно, что Гарвардский университет тайно продолжает запрещенные китайскими властями эксперименты, разразился грандиозный скандал. Китайские власти сделали вывод, что «исследования» были заказаны военными для сбора образцов ДНК, предназначенных для создания расового оружия».

Американские вирусологи Леонард Горовиц и Зигмунт Дембек на своих страничках в социальных сетях указывают, что одним из явных признаков генно-инженерного агента биологической войны является заболевание, вызванное необычным агентом, с отсутствием какого-то научного объяснения. То есть нет четкого представления об источнике. Нет даже «нулевого пациента» — как называют специалисты первого заболевшего, от которого по цепочке начинается эпидемия.

Способны ли США на такое? А почему бы и нет? Ведь они сбросили ядерные бомбы на японские города и устроили десятки войн за последние полвека. Ну а если представить, какой экономический урон понесет главный конкурент США от последствий вируса, то предположение о биологической атаке и не кажется чем-то фантастическим. При этом сами американцы, конечно же, будут обвинять Китай, как это делают их военные, и присоединившиеся к ним британские исследователи. Один из них — Джозеф Уотсон заявил, что коронавирус — это продукт секретных испытаний китайской лаборатории. А его распространение — следствие случайной, или не случайной, утечки. С этим согласны и американские финансисты. К примеру, аналитики второй в мире по капитализации биржи NASDAQ написали так:

«КНР красиво обвела вокруг пальца США и ЕС, всего за пару дней заработав десятки миллиардов долларов и вернув тридцать процентов акций собственных монополий».

Они обвинили Китай в том, что как только коронавирус ударил по рынку и акции иностранных заводов в Поднебесной стали дешеветь — китайское правительство стало их скупать. Впрочем, это скорее последствие, а не причина. А американский аргумент можно отнести скорее к зависти, что не они оказались проворнее в деле скупки акций.

Впрочем, сегодня нельзя исключать ни одну версию. Разве Китай не проводит биологические эксперименты? И разве коронавирус не мог вырваться из их лабораторий?

В одной из западных газет опубликовали статью, в которой утверждается, что китайцы своровали патент у англичан. А когда воспроизвели его, то получилось, что они подорвались на английской вирусной бомбе. Поскольку не знали, что вирус этот генетически направлен против них самих.

Если это действительно так, то можно сказать лишь одно. Ведущие мировые державы располагают страшным генетическим оружием, применение которого угрожает существованию человечества.

ДЕЙСТВИТЕЛЬНО ЛИ БИОЛОГИЧЕСКИЕ ЛАБОРАТОРИИ США РАЗБРОСАНЫ ПО ВСЕМУ МИРУ И БОЛЬШАЯ ЧАСТЬ СОСРЕДОТОЧЕНА ВБЛИЗИ НАШИХ ГРАНИЦ?

Если попытаться отыскать место, где сосредоточены самые опасные биологические и химические вещества на Земле, то оно находится на испытательном полигоне Дагвей, сверхсекретном военном объекте в пустыне штата Юта. Здесь тестируют и разрабатывают химическое, биологическое и радиологическое оружие. Объект был создан еще в 1942 году, вскоре после того, как США вступили во Вторую мировую войну. Здесь создавали зажигательные бомбы и химическое оружие, которое можно было распылять с самолетов. По одной из версий, именно здесь был придуман печально известный «агент оранж».

По данным министерства обороны США, американцы распылили над Вьетнамом 77 миллионов литров «агента оранжа». Из трех миллионов жертв химиката сегодня в живых осталось чуть меньше миллиона человек. Жертвы американского яда выглядят по-настоящему страшно.

От этих химикатов во Вьетнаме на свет появилось катастрофическое количество детей с проблемами опорно-двигательного аппарата. Но самое страшное: инвалиды «оранжа» рождаются и сегодня. Более того, именно на территории секретной базы Дагвей проходят постоянные тренировки американской армии по химической, биологической и ядерной обороне.

Американских лабораторий подобного типа сегодня около двухсот по всему миру! Многие из них, что немаловажно, сосредоточены у границ России. Например, 10 центров находится в Казахстане, 8 — в Азербайджане и 7 — в Армении. Только эти биолаборатории больше похожи на охраняемые военные объекты, а не на исследовательские центры. Один из самых известных развернул свою деятельность в Грузии. В поселке Алексеевка.

Осенью прошлого года вокруг небольшого грузинского поселка разгорелся международный скандал. Экс-министр госбезопасности Грузии Игорь Гиоргадзе заявил, что в этой лаборатории проводят смертельные эксперименты над людьми.

Местные забили тревогу — они вынуждены дышать едким химическим дымом. Ведь лаборатория, в которой проводятся опасные биологические эксперименты не прекращают работу ни на минуту. Но самое поразительное в том, что жители уверяли — уже появились первые жертвы. Биолабораторию обвинили в тайных опытах над местными жителям, которые о хорошем самочувствии уже забыли. Правда, официальных доказательств так и не предоставили.

Не обошли стороной американские ученые и Украину. По некоторым данным, сегодня там промышляют 15 лабораторий, в которых военные США производят смертоносные вирусы. Пять лет назад жители харьковской области выступали против строительства американской лаборатории в городе Мерефа Одесской области. Здесь год назад в реке внезапно обнаружили вибрионы холеры.

Как вибрионы холеры оказались в одесской воде неизвестно, но некоторые эксперты не исключают, что это результат утечки из секретной американской лаборатории. Что центры по изучению и выращиванию вирусов не безопасны, уверены и в ДНР. Местные эксперты зафиксировали всплеск заболеваний калифорнийским гриппом среди украинских солдат. Более того, по данным экспертов, сейчас на Украине настоящая эпидемия кори. Каждую неделю здесь фиксируют сотни новых случаев заболевания. Связано это с американскими биолабораториями или на Украине просто проблемы с медициной, но на больничных койках оказалось почти 30 тысяч человек, 13 умерли...

Глава 10
БИОЛОГИЧЕСКИЕ ДИВЕРСИИ

ПРАВДА ЛИ, ЧТО КОРОНАВИРУС МОЖЕТ БЫТЬ БИОЛОГИЧЕСКОЙ ДИВЕРСИЕЙ?

Специалисты уверяют, что любые биолаборатории — объекты двойного назначения. Впрочем, необязательно их целью является бактериологическая атака на Китай или Россию. Возможен еще один вариант. В конкретный район «вбрасывается» вирус. С помощью сети лабораторий его свойства проверяются на группе людей определенного генотипа.

Начинается эпидемия, и «страна-изготовитель» вируса проявляет «братскую помощь», направляя пробную партию лекарств. Затем появляется главный герой — иностранная фармацевтическая машина, зарабатывающая миллиарды на выпуске лекарств от несуществующих или навязанных болезней... Либо государственный заказ на изготовление стратегического запаса таких вакцин отдается в частные руки.

Или, новая эпидемия коронавируса не имеет никакой политической подоплеки?

Кроме того, в Ухане есть консульство США. Однако эвакуация американских дипломатов из этого города началась задолго до объявления о вспышке коронавируса. Не странно ли? Стоит также вспомнить, как недавно американцы опуб-ликовали исследование, где моделировали эпидемию именно коронавируса. Там была и математическая модель, согласно которой через месяц после вспышки заболеваемости 2,8 миллиона человек во всем мире окажутся инфицированными и более 100 тысяч погибнут. Однако для моделирования такой ситуации нужно знать четкие параметры: точку вброса вируса, численность населения, скорость распространения.

Китай понес миллиардные потери из-за дезорганизации экономики, форс-мажора в сфере логистики, напряженности на китайских и азиатских фондовых рынках. Вся страна бросилась на борьбу с новой эпидемией.

И механизм мирового экспорта забуксовал.

Кроме того, растущая внутренняя напряженность из-за коронавируса потребовала много внимания и усилий китайского руководства. Что отвлекло его от торгово-экономического противоборства с США, а также от участия в решении разных международных проблем. И самое важное — раздутая глобальная медийная паника нанесла серьезный имиджевый удар по китайцам за рубежом.

За последние годы многие европейские, азиатские и латиноамериканские туристические центры и столицы привыкли к миллионам китайских туристов. Они не только посещают достопримечательности, но и оставляют гигантские средства в ресторанной, торговой и иных индустриях Европы, Азии и Америки. Ситуация с коронавирусом формирует в глазах европейцев, других азиатов, а также жителей обеих Америк образ жителей Поднебесной как прокаженных, способных принести на их землю страшную заразу.

КОРОНОВИРУС.
А КТО ЖЕ ПОЛУЧИТ ПРИБЫЛЬ?

Совершенно точно это не Россия. Остановленные на границе торговые караваны уже привели к резкому росту цен на продукты и другие товары в приграничных с Китаем регионах. Несколько российских предприятий поставляют в КНР медицинские маски и транспортировочные боксы для перевозки заболевших, однако их прибыль несопоставима с интересами держав или транснациональных корпораций. Кроме того, большинство из них все равно работает на сырье из Китая.

Далее, вряд ли это Евросоюз, который находится далеко и не несет никаких политических выгод из сложившейся ситуации. Также и другие страны Юго-восточной Азии, которые очень сильно интегрированы с экономикой Китая и связаны с ним культурными нормами.

Происходящие события выгодны нынешней Администрации США, которая так или иначе стремится поставить Пекин на колени. В результате действий Трампа только за прошлый год объем торговли между США и Китаем упал на 15%. Более того, сейчас США, по сути, заставляет в рамках подписанной торговой сделки заплатить контрибуцию в виде обязательного импорта товаров из США, включая нефть и газ, примерно на 200 миллиардов долларов. Эпидемия, конечно же, ослабляет позиции Китая и облегчает давление на него со стороны США.

Но есть и другая версия, которая тоже подкреплена рядом фактов.

ПАНИКА С КОРОНАВИРУСОМ КАК СПОСОБ РЕШЕНИЯ ВНУТРИПОЛИТИЧЕСКИХ ПРОБЛЕМ КИТАЯ?

На самом деле смертность от нового коронавируса не превышает число погибших от обычной сезонной респираторной инфекции. Число погибших практически равно числу выздоровевших. Многие китаеведы склонны думать, что это обычная эпидемия ОРВИ, которые происходят в Китае каждую зиму.

Однако на фоне всеобщих мер был блокирован Ухань и другие города-миллионники. Всем, даже в небольших населенных пунктах, рекомендовано не выходить из дома во избежание скопления масс людей, и вообще не собираться в толпы.

Но при этом государственные СМИ Китая публикуют цифры роста эпидемии и объем предпринимаемых мер, что подстегивает панику в обществе. Ранее в подобных случаях власти всегда подавали информацию в позитивном ключе, рассказывали о каждом случае выздоровления.

Эксперты выдвигают шокирующую гипотезу! По мнению международных наблюдателей, ситуация выгодна... самим правящим кланам КНР, поскольку там обострилась жесткая внутриполитическая борьба. Отдельные либерально настроенные группировки, вероятно, намерены захватить власть, не исключая при этом помощи Запада. Даже называются конкретные имена.

Это бывшие руководители Коммунистического союза китайской молодежи, например, вице-премьер Ху Чуньхуа. Восемь лет назад именно его называли преемником Си Цзиньпина до того, как в результате изменений в Конституции в 2018 году последний стал вечным генеральным секретарем. К вице-премьеру примыкают заместитель министра по культуре и туризму, запретивший выезды за рубеж, глава Транспортного комитета Пекина, который закрыл сообщение с соседними городами. В эту же группу входят и некоторые региональные чиновники — мэр Хуангана, мэр Сучжоу и, наконец, мэр Уханя...

Согласно уставу китайской компартии, каждые два года происходит ротация глав регионов: губернаторов, вице-губернаторов, мэров, председателей законодательных собраний. Все эти люди являются также членами парламента, который должен был собраться в марте 2020 года и состоять из уже обновленных региональных кадров. С конца ноября прежних руководителей постепенно начали убирать. Многие из них уходить не хотели. И тут вовремя подоспела эпидемия коронавируса.

Когда началась блокада Уханя, в городе как раз должны были сменить партийное руководство, но в итоге этого так и не произошло. Отстраненный партсекретарь города благодаря чрезвычайной ситуации все еще продолжает исполнять свои обязанности.

В Ухане всегда были сильны революционные традиции. Именно там началось знаменитое Учанское восстание, которое привело к свержению правящей династии Цин и созданию Китайской республики. Кроме того, это единственный город во время «культурной революции», восстания в котором пришлось подавлять частями регулярной армии. И главное, что подтверждает эту версию событий — глава Министерства общественной безопасности Китая уже публично заявил об угрозе «цветной революции».

Возможно, в эту причинно-следственную связь входят и другие факты. После 1 января 2020 года в мире произошла цепь событий, которая наложилась на появление коронавируса. 2 января на вертолете разбивается глава генштаба враждебного Китаю Тайваня. 3 января погибает глава курдской разведки, и в этот же день ликвидируют иранского генерала Сулеймани.

Убийство Сулеймани произошло сразу же после совместных учений Ирана, России и Китая под кодовым названием «Пояс морской безопасности». И одновременно с этим внутри Китая возникли предпосылки к началу революции. Возможно поэтому премьер Син Цзиньпин назвал ситуацию с не таким уж смертельным коронавирусом сложной и запутанной.

Сегодня организовать применение информационного и биотехнологического оружия не так сложно. В отличие от атомного, эти виды вооружения почти невозможно ограничивать и контролировать. Их может создать или приобрести любая группировка, чтобы обеспечить свои интересы либо угодить тем, кто находится у власти. Но что, если эпидемия нового вируса — все-таки природная сила, которую никто не может контролировать?

У СТРАХА ГЛАЗА ВЕЛИКИ, ИЛИ ЗАРАБОТОК НА ФОБИЯХ

Несмотря на предупреждение китайских властей о введении уголовной ответственности за сокрытие симптомов коронавируса и реальный срок до 10 лет тюрьмы, зараженные по-прежнему пытаются избегать лечения вопреки всякому здравому смыслу!

Китайские власти обеспокоены тем, что всеобщая паника толкает на людей на безумные поступки: если в первые недели эпидемии больные стремились попасть в больницу, то теперь всё больше пациентов отказываются от лечения. Например, если в начале эпидемии полицейские ограничивались предупредительной наклейкой о наличии больных в квартире, то через месяц пришлось перейти на крайние меры и буквально брать квартиры штурмом, чтобы госпитализировать зараженных жителей Уханя.

В связи с отказом от лечения возникают вооруженные конфликты. Жители одного китайского дома набросились на полицейского с кулаками, и он быстро дал понять, что риск пострадать от коронавируса в тысячи раз ниже риска пострадать от пули.

С теми, кто отказался сотрудничать, разговор короткий. Их двери буквально заколачивают, и они становятся узниками в своем собственном доме, поскольку их лишают любой возможности контактировать с внешним миром, в том числе и возможности на самолечение.

Однако существует и другая крайность, связанная с коронавирусом. Пока одни пытаются избежать лечения, другие, наоборот, настолько бояться заразы, что идут на самые радикальные меры по защите организма. Ведь, как говорится, лучше перебдеть, чем недобдеть. Многие считают, что медицинские маски недостаточно безопасны. К тому же, в связи с невероятным спросом, они быстро пропадают с полок и становятся буквально на вес золота. В это трудно поверить, но китайские любители азартных игр даже стали использовать медицинские маски в качестве ставок.

Ну и как говорилось в известном фильме — легким движением руки в маску превращается практически всё, что попадается под руку. Отчаявшиеся китайцы носят пакеты на голове, вырезают маски из бюстгальтеров, из подгузников и даже из гигиенических прокладок...

Не забывают такие чудаки и о своих домашних питомцах. Не то чтобы собаки были заразны, просто дополнительные меры предосторожности, по мнению запуганных эпидемией китайцев, не помешают.

Согласно информации Роспотребнадзора, коронавирус, вопреки всеобщему страху, менее заразен, чем обычный грипп. К тому же большинство экспертов в один голос заявляют, что китайский вирус ничуть не опаснее другого вида гриппа. Так откуда же взялся страх, который, кажется, распространяется быстрее самого вируса?

Специалисты уверяют — дело вовсе не в конкретном вирусе, а в современной тенденции развития фобий. Например, в России у каждого четвертого человека можно обнаружить от одной до нескольких фобий.

Мизофобия — страх загрязнения либо заражения, а также смежная с ней *верминофобия* — боязнь вирусов и бактерий — входят в число самых распространенных фобий современного человека! И если обычный человек допускает присутствие некоторого количества микробов в своем окружении, то каждый, кто страдает подобными фобиями, твердо уверен в том, что любые микроорганизмы извне непременно нанесут вред его здоровью!

Большинство из нас могут и не заметить странного поведения обладателя фобии, однако страх вынуждает их жить по особенному распорядку! Они стараются не касаться голыми руками никаких поверхностей в общественных местах. Подобное расстройство нередко встречается и у знаменитостей. Например, известная модель Наоми Кэмпбелл недавно шокировала пассажиров лайнера: как только девушка зашла в салон, она достала влажные салфетки и принялась вытирать ими всё вокруг.

Или звезда недавнего фильма Гая Ричи «Джентльмены» Чарли Ханнем как-то признался, что ужасно боится чем-нибудь заразиться. Миллиардер и компьютерный гений Билл Гейтс, например, всегда боялся вирусов. Боялся того, что человечество столкнется с сильнейшим вирусом гриппа. После вспышки лихорадки Эбола, в одном из интервью он сообщил, что человечество еще столкнется с подобной заразой в течение 10 лет. Получается, его пророчество действительно начало сбываться? А что если подобные фобии не отклонение от нормы, а здравый смысл?

Ведь накануне 2015 года никто и подумать не мог, что вспышка вируса Эбола окажется такой масштабной. За два года в Гвинее, Либерии и Сьерра-Леоне погибли больше 11 тысяч человек.

И спустя пару лет, эпидемия, хоть и с меньшим масштабом, снова повторилась в Конго. И опять слепая вера в то, что мы держим всё под контролем.

Когда новости о распространяющемся вирусе уже не на шутку стали вызывать у людей панику, масло в огонь подлила американская пресса с заголовками о массовом строительстве подземных бункеров. Люди, лишенные веры в защиту государства и напуганные надвигающимся Апокалипсисом, стали вкладывать деньги в строительство подземных убежищ! И компании, предоставляющие услуги строительства бункеров, растут как на дрожжах. В таких убежищах есть всё для того, чтобы американцы и китайцы могли чувствовать себя как дома: кухонная плита и духовка, микроволновка, холодильник и даже посудомоечная машина. Как говорится — любой каприз за ваши деньги.

Существуют даже объекты с собственным домашним кинотеатром и запасом консервированных деликатесов на несколько лет. Конечно, подобные жилплощади — удовольствие не из дешевых. *Такой бункер может стоить от одного до пяти миллионов долларов США*.

Но насколько действенны эти бункеры и способны ли они действительно защитить людей? Группа энтузиастов решили провести ревизию одного такого американского бункера, стоимость которого полмиллиона долларов. Оказалось, что объект оснащен плохо функционирующей вентиляционной системой, в нем есть протечки воды и проржавевшие металлические крепления. В таком состоянии это скорее не убежище, а смертельная ловушка. Получается, что «технологичные» бункеры — это та же самая недвижимость, которая растет в цене всякий раз, когда миру угрожает хоть какая-то опасность? И никакой защиты нет? Просто банальный бизнес?

Оказывается, что тенденция роста популярности таких бункеров зародилась еще в годы «холодной войны». В конце 50-х годов в США началось финансирование местных департаментов гражданской защиты, в обязанности которых входила организация и снабжение убежищ. Молодой и амбициозный президент Джон Кеннеди в начале 60-х призвал сограждан проявить сознательность и самим позаботиться о своей безопасности. В одной из своих пламенных речей он сказал: «*Ни один дом в Америке нельзя назвать современным, если в нем нет убежища*».

И дома с убежищами сохранились до сих пор, и они, к слову, пользуются большим спросом. Несмотря на все предостережения об их бесполезности и непрактичности. Ради мнимой безопасности многие американцы готовы променять свои комфортабельные квартиры на скромные квадратные метры в подземных убежищах.

Вероятность широкого распространения вируса того же гриппа, конечно, существует, но, по мнению экспертов, она крайне мала. И даже если тот же коронавирус мутирует и распространится по всему земному шару, человеческий организм со временем выработает к нему иммунитет. Однако вирус, который действительно может вызвать обширное заражение — это человеческая глупость. Вакцину к которой еще не изобрели и вряд ли изобретут в ближайшие годы...

Глава II

ЧТО ТЕПЕРЬ БУДЕТ С МИРОВОЙ ЭКОНОМИКОЙ?

КАК КИТАЙСКИЕ ФИНАНСИСТЫ ВОСПОЛЬЗОВАЛИСЬ ВСПЫШКОЙ ЭПИДЕМИИ КОРОНАВИРУСА?

Молниеносно. Как только болезнь под названием «коронавирус» ударила по рынку и акции иностранных заводов в Китае стали резко дешеветь — китайское правительство стало их скупать.

Так пишут аналитики второй в мире по капитализации биржи NASDAQ:

«КНР красиво обвела вокруг пальца США и ЕС, всего за пару дней заработав десятки миллиардов долларов США и вернув 30 процентов акций собственных монополий».

По словам финансовых аналитиков, раньше половина доходов от тяжелой и химической промышленности уходила не в казну Китая, а на счета финансовых воротил мира. Однако в связи с ситуацией в Ухане юань стал резко падать и финансовые воротилы выставили акции на продажу, чтобы они полностью не обесценились.

Как пишут финансовые аналитики, целую неделю Си Цзиньпин лишь улыбался на пресс-конференциях, ожидая падения, а когда это произошло — дал команду скупать акции у всех европейцев и американцев. Китайцы за копейки приобрели то, что приносит миллиарды. Западные воротилы остались с носом. Теперь доход от тяжелой и химической промышленности будет оставаться в Китае, а юань выровняется сам, без каких-либо вливаний из золотовалютного фонда Поднебесной.

Повторюсь. Так утверждают американские финансовые аналитики.

Но стоит ли им доверять, учитывая, что между Америкой и Китаем идет торговая война?

А ведь любая конкуренция в демократическом обществе, как мы уже убедились, обычно сопровождается выплескиванием помоев на конкурента с целью замарать его грязью, в которой сам уже давно «по уши»...

Разве США не скупает подешевевшие земли и акции предприятий, предварительно разрушив чужие страны бомбежками или цветными революциями?!

И разве сами американцы не могли устроить нашумевшую эпидемию коронавируса?

США давно ведут разработки биологического оружия в соседних с Россией странах. Это — заявления наших военных. Напомним, как весной 2018 года начальник войск радиационной, химической и биологической защиты ВС РФ Игорь Кириллов заявил, что на гражданах Грузии испытывались противовирусные препараты, производимые компанией экс-министра обороны США Дональда Рамсфельда. Были десятки жертв. Речь идет о Центре Лугара в Тбилиси.

Более того, США упорно отказываются подписывать международный договор, регламентирующий механизмы взаимного контроля за производством биологического оружия.

Известно также, что с 2002 года американские специалисты под кураторством ЦРУ проводят изучение генетических данных разных этнических групп и воздействия на них инфекционных заболеваний.

Если посмотреть доктрины США и Британии, в них открыто заявляется, что Россия — враг. В этих доктринах все нацелено на разжигание войны с нашей страной.

А кто сказал, что Третья мировая вой-на не может стать биологической?

И кто сегодня может запретить американцам распылять с беспилотников заразу над тем же Китаем, Таиландом, Сингапуром, Тайванем, Японией или Австралией?

Однако и в этой версии есть нестыковки. Мало кто знает, что в самих США в огромных списках инфицированных коронавирусом числятся жители Лос-Анджелеса, Калифорнии и Техаса. Выявлены также заболевшие в Канаде. Скорее всего, вирус завезли туристы. Но почему тогда в США, перед вирусной атакой по Китаю, не предусмотрели таких печальных последствий? Так может, вовсе не Америка?

И зачем фонд Мелинды и Билла Гейтса пожертвовал 10 миллионов долларов на борьбу с коронавирусом?

По мнению исследователей, это ничего не значит. Во-первых, для Билла Гейтса 10 миллионов не такая большая сумма, как кажется. А во-вторых, пожертвование может быть сделано именно для прикрытия.

По словам экспертов, еще 23 июня 2015 года Министерство юстиции США выдало ученым английского Института Пирбрайта, что ранее назывался «институтом здоровья животных», патент за номером 10.130.701. на изобретение «живого аттенуированного коронавируса, содержащего мутацию в неструктурных белках».

Молекулярные биологи увидели в этом изобретении много схожего с нынешним коронавирусом. Совпадение? Но деятельность Института Пирбрайта финансирует Билл Гейтс.

Исследователи не исключают, что те же Скрипали каким-то образом могли быть подвержены заражению нового штамма. Помните, в каких специальных защитных костюмах ходили английские медики и представители спецслужб, разыскивая «русский след»?

ОДНАКО ВНОВЬ ВОЗНИКАЕТ ВОПРОС, КТО ЖЕ ДОСТАВИЛ ВИРУС ИЗ БРИТАНИИ В КИТАЙ?

По одной из версий западных исследователей, китайцы сами своровали патент.

А когда воспроизвели его, то получилось, что они подорвались на английской вирусной бомбе. Поскольку не знали, что вирус этот генетически направлен против них самих.

Российские эксперты утверждают, что эта версия больше смахивает на фантастику. По их словам, вирус все-таки не запчасть автомобиля, которую можно быстро скопировать — к нему еще нужен доступ. А любая биологическая лаборатория окружена надежными степенями защиты...

По другой гипотезе, эпидемии коронавируса попросту не существует. Все это театрализованная постановка вокруг очередной природной мутации микропаразита. Но и она у многих вызывает усмешку. А как на самом деле?

Всемирная организация здравоохранения утверждает, что эпидемия все же существует. А сами вирусы получили королевское название из-за своих шиповидных отростков, напоминающих корону.

Другое дело, что это не СПИД, не чума, не холера, а всего лишь один из видов ОРВИ — острой респираторной вирусной инфекции. Так утверждают исследователи.

КТО ЖЕ ИСКУССТВЕННО НАГНЕТАЕТ ПАНИКУ И ДЛЯ ЧЕГО?

Вспомним одну из первых вспышек острых вирусных пневмоний SARS, о который мы уже упоминали. Она также началась в Китае в 2002 году. Вирус быстро попал в 25 стран мира.

Так вот, судя по документальным свидетельствам на борьбу с ним было выделено, вдумайтесь, более 100 миллиардов долларов!

При этом за последние 18 лет от SARS заболели, судя по статистике, 8092 человека, умерли 774 — это во всем мире. А деньги были потрачены непонятно на что, если верить тем ученым, которые склоняются во мнении, что вирус победили не усилиями медиков — вспышка сама сошла на нет.

СКОЛЬКО СТОИТ ЭПИДЕМИЯ КОРОНАВИРУСА?

Сегодня существует гипотеза, что некоторые заинтересованные стороны восприняли и SARS, и нынешний коронавирус как подарок судьбы.

ВОЗ уже выделил 10 миллиардов! А разве осваивать чужие деньги не в радость, если тратишь их на себя любимого?

Исследователи обратили внимание, как нынче довольны финансисты и игроки фондового рынка. После года затишья, который для многих стал убыточным, на фоне коронавируса началось бодрое движение. Впереди — большие прибыли!

А посмотрите, какой сейчас взрывной рост акций фармакологических компаний! Неужели тоже случайность?

Более того примерные расходы на противодействие нынешней (возможно, высосанной из пальца) эпидемии оценивают минимум в 1 триллион долларов. И надо понимать, что эти средства будут выделены из госбюджетов!

А еще, по мнению экспертов, «борьба с вирусами» дает чиновникам всех стран возможность продемонстрировать свою необходимость и незаменимость. Для многих из них это просто «звездный час»! В общем власть имущие всех стран будут в плюсе.

Возникает вопрос: кто же проиграет в этой вирусной партии?

По мнению исследователей, ну конечно же — простой народ. Он понесет все убытки.

Но почему?

Начнем с того, что ситуация с коронавирусом и, как следствие, вызванной паникой — ударяет по частному бизнесу. В первую очередь потери несут авиаперевозчики. Сегодня сообщение с Китаем сокращенно до минимума, а могут вообще закрыть.

Все это бьет по карману владельцев авиакомпаний, и наступает принцип «Домино».

«Уральские авиалинии» на днях заявили, что отменяют часть рейсов в Европу.

То есть, как только сокращается турпоток из Китая, тут же сокращается турпоток из Европы. А значит, недосчитаются запланированных доходов отели, рестораны, музеи, трансферные компании, снижаются объемы поставок посылок из интернет-магазинов Китая, да и остальных стран мира.

Снижение прибыли автоматически ударит по сотрудникам частных компаний. Начнутся новые сокращения, будут снижаться зарплаты. Как показала жизнь — о поддержке частного бизнеса в подобных ситуациях государство не думает. А если и помогает кому-то, то только крупным банкам и госмонополиям.

Усугубляет ситуацию и то, что медицина из структуры целительства в нынешнем мире превратилась в огромный коммерческий ларек, корпорацию по зарабатыванию денег. Как это не прискорбно звучит, но сегодня врачам выгоднее иметь больных, а не здоровых пациентов. Есть признания сотрудников платных клиник.

По их словам, там ставится одна задача: «вгрызаться в любого пациента, и если описываемая симптоматика хотя бы отдаленно напоминает сложные заболевания, то запугивать, назначать дополнительные обследования, анализы, процедуры, тянуть с него деньги до последнего».

Это проблема не одной лишь медицины. Так сегодня устроен мир с его системами образования, наукой, промышленностью, сельским хозяйством.

Общество потребления «рулит». А заставить его купить нужный товар рентабельнее либо обманом, либо спекулируя на чужом горе. Третьего не дано. А значит, коронавирус себя еще проявит не раз.

На сегодняшний день обнаружено целых тридцать разновидностей коронавируса. Какой потенциал для зарабатывания денег! Не правда ли?

КАК ВИРУС ПОВЛИЯЕТ НА ОТНОШЕНИЯ КИТАЯ И США?

Эпидемия уже серьезно навредила китайской экономике. Однако не только благосостояние рядового китайца упало, эпидемия нанесла урон взаимоотношениям Китая с внешними странами. Очевидно, что они ухудшились по причинам, связанным как с опасностью самой болезни, так и карантинными мероприятиями китайского правительства. Поговорим вкратце о том, как болезнь повлияла на китайско-американские отношения.

Во-первых, вследствие карантинных мероприятий принуждены были к прекращению работы предприятия и фирмы 14 провинций. Масштаб этих закрытий показателен уже тем, что на эти самые закрытые провинции приходилось почти 69% ВВП Китая, а также 90% выплавки меди, не менее 60% производства стали, 65% переработки сырой нефти, 40% добычи угля и 78% китайского экспорта. Эти запреты коснулись и американских компаний, работающих в Китае. Убытки из-за лишней недели простоя китайское правительство, конечно, компенсировать не собирается. Все программы помощи направлены на собственно китайские предприятия и фирмы. Такое неравное положение явно психологически для американцев неприемлемо, и уже это повлияет на напряженность американо-китайских отношений. И хотя после 10-го февраля карантин был почти везде снят, провинция Хубэей — центр распространения вируса — останется закрытой еще пару месяцев, как минимум, пока не удастся подавить эпидемию. Хубэй, а особенно ее столица, Ухань, динамично развивающиеся территории, многие иностранные фирмы, включая американские, обосновались там и открыли производства. В городе работают более 300 из 500 ведущих мировых компаний, в том числе Microsoft, немецкая компания SAP и французский производитель автомобилей Groupe PSA. Теперь все закрыто. Levi Strauss & Co., которая в октябре открыла свой крупнейший магазин в городе Ухань входит в число международных брендов, которые закрыли тысячи торговых точек по всей стране, включая Mc Bonald's Corp. и Starbucks Inc., Google. В частности, Cummins, американская компания, производящая двигатели и генераторы, находится в подвешенном состоянии в Китае, так как незадолго до вспышки коронавируса она открыла свои семь производственных площадок именно в Ухане, являющимся центром эпидемии, и на него не распространилось открытие производств 10 февраля в других провинциях — город остается под замком. На новых производствах должны делаться двигатели и генераторы для железнодорожной и морской промышленности. Ухань — один из центров автомобильной промышленности; пришлось американской G.M. закрывать свои заводы здесь. Почти месяц длится там карантин. И будет длиться еще столько же как минимум. Американскому правительству придется компенсировать эти затраты, что им явно не понравится. Сильно пострадало производство айфонов и айпадов американской корпорации Apple в самом Китае. Тайваньская корпорация Foxconn, имеющая кучу заводов в материковом Китае, из-за коронавируса вынуждена была закрыть большинство производств. Производство гаджетов для Apple проводится на заводе в Чжэнчжоу в центральном Китае, а также на двух других заводах в Шэньчжэне. Компания получила от китайского правительства разрешения на работу для завод в Чжэнчжоу, но производство в Шэньчжэне остается закрытым. При этом там занимаются производством защитных масок. На данный момент лишь 10% рабочей силы этих производств работают. Потери производства iPhone из-за закрытия производства в Китае составят за квартал 3-5 миллионов единиц. Однако потери могут быть и больше, ведь для полноценного восстановления производства потребуется несколько недель, как недавно заявила сама Foxconn. Apple сообщила, что выручка с продаж iPhone составила 55,96 млрд долларов в первом квартале. По мнению гендиректора Apple Тима Кука коронавирус может повлиять на продажи в следующем квартале, и он оценивает возможную выручку от 63 млрд до 67 млрд.

Во-вторых, происходит вывод части американских компаний и персонала из Китая.

Фармацевтические гиганты, финансовые учреждения и технологические транснациональные корпорации начинают эвакуировать своих сотрудников со всего Китая, по словам Тэмми Крингс, главного исполнительного директора ATG Travel Worldwide, который имел дело с короткими и предсказуемыми прошлыми стихийными бедствиями и терактами.

Такие компании, как G. M., Honeywell, Facebook и Bloomberg, ограничили поездки сотрудников в Китай и ввели собственные карантинные меры. Причем многие фирмы занимают значительную часть китайского рынка и их уход, лишающий китайцев нужных товаров, болезненно воспринимается внутри страны. Например, продолжающееся закрытие всех магазинов Apple в стране лишает многие миллионы китайских пользователей техподдержки и возможности приобрести новые телефоны. Также как и уход ценных специалистов. При этом некоторые американские компании уже несколько лет подряд понемногу сворачивают свой бизнес в Китае. Рост зарплат китайских рабочих, возросшая конкуренция собственно китайских фирм и давление со стороны правительства, вот уже последние годы заставляют иностранный капитал сворачивать часть бизнеса здесь. Несомненно, вспышка коронавируса дает тем фирмам, которые уже подумывали об уходе с китайского рынка, дополнительный импульс к этому, включая и часть американских компаний. Конечно, большинство фирм вернутся к деятельности после подавления вспышки заболевания, но кое-кто уйдет с концами.

В-третьих, заболевание подрывает торговую деятельность Китая на мировой арене. Боязнь вируса заставила многие страны, включая Америку, отказываться от торговли с КНР, по крайней мере, частично. Потеря части прибылей, а также технологий, которые можно было бы получить за экспорт — все это подрывает китайский экономический рост. А учитывая, что США — главный китайский торговый партнер, все это приведет к похолоданию отношений. К тому же, в самом начале года американское и китайское правительство договорились об определенном окончании торговой войны, бушевавшей с 2017 года. Обе стороны договорились о снятии части таможенных тарифов и наращивании взаимного товарооборота. В частности, Китай договорился дополнительно закупить американских товаров на дополнительные 200 млрд долларов. Частичное сворачивание торговой деятельности Китая усложняет его возможность добиться обещанного наращивания американского импорта, что позволит американскому правительству спекулировать на неисполнении Китаем части своих обязательств и попытке нового давления для дальнейших уступок с его стороны.

Наконец, Америка прекращает авиасообщение с Китаем, эвакуирует своих граждан и не пускает уже китайских граждан на свою территорию. Это уже вызывает недовольство самого Китая, не без основания считающего, что США пытается избавиться от «нежелательного» элемента и мешает самим китайцам, в частности, получать американские технологии. История с американским гражданином, умершим недавно в Китае от коронавируса, к которому не допускали американских медиков и дипломатов, еще более осложняет китайско-американские отношения, которые с трудом удалось улучшить некоторое время назад. Теперь коронавирус в значительной мере откатил ситуацию назад.

КАК В КОНЕЧНОМ ИТОГЕ ЭПИДЕМИЯ ОТРАЗИТСЯ НА МИРОВОЙ ЭКОНОМИКЕ?

Однако вспышка пневмонии 2020 года представляет угрозу не только для Китая, но и для мира в целом. Китай стал неотъемлемой частью мировой экономики Он превратился в мировую фабрику, выпускающую самую большую в мире номенклатуру товаров, начиная от ширпотреба, заканчивая высокотехнологическими промышленными товарами, и стимулирующую огромный спрос на сырье и полезные ископаемые в мире. Страна также может похвастаться сотнями миллионов богатых потребителей, которые тратят большие деньги на предметы роскоши, туризм, автомобили, дорогую недвижимость и прочие статусные товары. На Китай приходится 18% мирового ВВП и 25% мирового промышленного производства. Страна является основным двигателем роста во всем мире, и, по оценкам Международного валютного фонда, на долю одного Китая пришлось 39% мирового экономического роста в 2019 году.

Мир за пределами Китая также изменился. При глобализация транснациональные компании благодаря доступности сырья и дешевой транспортировке во всем мире создали цепочки поставок сырья, производства и торговли, проходящие через десятки государственных границ, что делает экономику гораздо более взаимосвязанной и, следовательно, гораздо болезненнее реагирующей на какие-либо нарушения в производственных и торговых цепочках, случившейся даже в одной стране, но достаточно важной с точки зрения поставок сырья или промышленной продукции. Основные финансовые средства были потрачены, начиная с кризиса 2008 года, уровень государственных долгов наивысший в истории, а усилившееся сопротивление глобализации со стороны многих государств может затруднить координацию ответных мер на рост заболевания в мире, если это потребуется.

Поэтому современная вспышка коронавируса в Китае оказывает наибольшее влияние на мировую экономику и мир в целом, нежели другие заболевания, вспыхивающие тут и там до сих пор.

Главным уроном вируса мировой экономике будет нарушение или даже разрыв в некоторых отраслях мировых цепочек поставок и производства.

Китай является крупнейшим экспортером промежуточных промышленных товаров, которые могут быть перераспределены между различными отраслями или использованы для производства других товаров, поэтому его проблемы быстро отражаются на глобальных цепочках производства и поставок.

Автомобильным заводам по всему Китаю было приказано оставаться закрытыми после новогоднего праздника по лунному календарю, в результате мировые автопроизводители «Фольксваген», «Тойота», «Даймлер», «Дженерал Моторс», «Рено», «Хонда» и «Хендай», имеющие огромные производственные мощности, лишнюю неделю были закрыты. В результате вспышка заставит автопроизводителей в Китае сократить производство примерно на 15% в первом квартале. «Тойота» заявила, что будет держать свои заводы закрытыми по крайней мере до 17 февраля. Особенно серьезную угрозу мировому автопрому представляет эпидемия коронавируса в центре провинции Хубэй, Ухане, где расположены производства практически всех мировых автопроизводителей, а также крупнейших производителей автозапчастей. Honda и Nissan эвакуировали своих рабочих из города Ухань — центра эпидемии; Hyundai Motor, G.M. (General Motors) и SsangYong Motor также приостановили свою деятельность в Хубэе. Уже сейчас нехватка автозапчастей вынудила Hyundai (HYMTF) закрыть заводы в Южной Корее и заставила Fiat Chrysler (FCAU) принять экстренные меры, чтобы избежать того же результата на одном из своих заводов в Европе.

Ситуация с электронной промышленностью тоже далеко не самая радужная. Производство смартфонов и планшетов в Китае фактически остановлено. Например, на фабриках Apple в Китае из-за вируса работают только 10% сотрудников. Компания Qualcomm, крупнейший в мире производитель чипов для смартфонов, заявила, что вспышка вызвала значительную неопределенность в отношении спроса на смартфоны и размеров поставок компонентов, необходимых для их производства.

Эти сбои нанесли урон азиатским странам, чьи производства сильно зависят от китайских поставок, особенно пострадали Вьетнам, Тайвань, Малайзия, Южная Корея и Таиланд. Азиатский рынок импортирует около 40% промежуточных товаров из Китая.

Найти альтернативные источники поставок будет особенно трудно для продуктов, в которых Китай является доминирующим поставщиком во всем мире.

Кроме высокотехнологичных отраслей промышленности коронавирус нанес удар по сырьевым рынкам. Тяжелая промышленность Китая является главным потребителем сырья в мире, в последние годы 40% мирового прироста потребления сырья пришлось на Поднебесную. Цены на основные виды промышленного сырья, такие как медь, железная руда, никель, алюминий и сжиженный природный газ, резко упали с момента появления вируса. Валюты стран, экспортирующих некогда эти товары по высоким ценам, включая Бразилию, Южную Африку и Австралию, сильно ослабели и грозят девальвацией. Железная руда в цене упала более чем на 10 %, медь примерно на 8 %, как и никель — ключевой ингредиент для нержавеющей стали. Цинк и алюминий упали в цене более чем на 5 %. Один из крупнейших китайских импортеров сжиженного природного газа, China National Offshore Oil Corporation, или CNOOC, отказался от импорта сжиженного природного газа из Катара, ссылаясь на «форс-мажорную» оговорку, согласно многочисленным новостным сообщениям. Рынок отреагировал незамедлительно: цены на сжиженный природный газ из Ближнего Востока упали более чем на 30 %.

Наконец, мировая сфера услуг в лице международного туризма также сильно пострадала. Китайские туристы отличаются наибольшими расходами за границей среди туристов всех стран. Китайцы в других странах оставили колоссальную сумму в прошлом году — 277 млрд долларов, в 2 раза больше, чем американцы. С закрытием границ и аннулированием правительством всех туристических поездок до победы над болезнью следует ожидать, что страны, зависящие от китайского туризма, такие как Таиланд, Вьетнам, Тайвань, а также Гонконг, потеряют десятки миллиардов долларов; в частности, Таиланд на китайском туризме в прошлом году заработал 18 млрд долларов.

Теперь суммируем все возможные потери мировой экономики от коронавируса и оценим их. Наиболее авторитетная оценка Moody's предполагает, что общий урон мировой экономике в 2020 году составит 0,3% мирового ВВП.

Вроде бы немного. Однако необходимо учитывать две вещи:

1. Экономический урон будет распределяться неравномерно. Отдельные страны понесут значительно бо́льшие потери, так как очень зависят от Китая. Экономика Гонконга столкнулась с падением роста ВВП на 1,7%. Южная Корея и Вьетнам, которые извлекают выгоду из китайского туризма и встроенных цепочек поставок, получат замедление роста

на 0,4 процентных пункта. Австралия и Бразилия, экспортеры сырья в Китай, получат потери в 0,3% ВВП.

2. Второе. Все зависит от того, насколько будет успешна борьба китайских властей с вирусом. Если число новых случаев заражения коронавирусом начнет в скором времени падать, а китайские заводы смогут быстро восстановить производства после долгого перерыва, результатом станет относительно небольшой удар по китайской экономике в первом квартале и замедление глобального роста в пределах 0,3-0,5%. Однако если вирус продолжит распространяться, экономический ущерб может быть гораздо более серьезным. Согласно исследованию Всемирного банка, посвященному анализу экономических потерь от мировых пандемий, тяжелая пандемия может привести к экономическим потерям, равным почти 5% мирового ВВП, или более 3 трлн долларов. Однако подобный вариант весьма мало вероятен, ведь потеря 5% мирового ВВП — это итоги пандемии испанского гриппа после Первой мировой войны. Крайне маловероятно, что коронавирус будет таким смертоносным, тем более что современный мир гораздо более внимательно относится к болезням и системы здравоохра-

нения стали гораздо более эффективными. Потери от более слабой пандемии гриппа, такой как вирус H1N1 (свиной грипп) 2009 года, составили 0,5% мирового ВВП. Стоит отметить, что даже пандемия свиного гриппа оказалась на порядки сильнее нынешнего коронавируса: по оценкам, свиным гриппом заразилось до 20% населения Земли, погибло от 200 до почти 600 тысяч человек. Крайне маловероятно, что эпидемия коронавируса сможет привести к таким последствиям. Таким образом, наиболее обоснованными оценками потерь мирового ВВП являются 0,3% в 2020 году, примерно 260 млрд долларов.

КАК ПОВЛИЯЕТ КОРОНАВИРУС НА ОТНОШЕНИЯ РОССИИ И КИТАЯ?

Последние годы в российско-китайских отношениях можно назвать наиболее дружественными за современную историю (хотя бы в риторике). Были реализованы главнейшие проекты с Китаем, правда, все в сырьевой сфере: главным успехом было открытие газопровода «Сила Сибири», обеспечивающего устойчивый рынок сбыта. Он стал источником валюты и показал Китаю, что РФ вполне способна на создание крупной инфраструктуры и является надежным партнером, в результате были достигнуты реальные договоренности и приняты решения по форсированию экономического сотрудничества: амбициозные планы построить очередной мощнейший газопровод в Китае и достижение двустороннего товарооборота в 200 млрд долларов к 2024 году (в 2019-м товарооборот составил рекордные 110 млрд долларов).

Однако вспышка коронавируса заставила Россию применить тот же «джентльменский набор» мер для избежания получения вируса у себя, что и другие страны: перекрытие границ (с 31 января закрыта российско-китайская граница на Дальнем Востоке), ограничение выдачи виз гражданам КНР, приостановление транспортного сообщения (авиационного, железнодорожного, за исключением отдельных случаев), введение специальных карантинных мер в приграничных с Китаем регионах, эвакуация россиян из очагов заболевания. В частности, были подготовлены списки граждан России и Белоруссии, эвакуируемых из провинции Хубэй российскими ВКС. Тем не менее в КНР остается порядка 10 тысяч российских граждан.

Со своей стороны РФ оказала гуманитарную помощь Китаю и послала группу эпидемиологов для помощи в создании вакцины от вируса. Официальное руководство высоко оценило медицинскую и гуманитарную помощь России, однако посольство КНР в Москве выразило надежду, что руководство РФ не будет вводить слишком ограничительные меры, прекращающие взаимодействие, как США, отмечая, что нагнетание информационной истерии со стороны международных СМИ опаснее вируса, что ущерб от резкого закрытия экономических отношений нанес вред и России и что в течение несколько недель будет совершен перелом в борьбе с болезнью.

Так или иначе эпидемия нанесла определенный урон экономическому сотрудничеству двух стран. Падение цен на сырье (основа российского экспорта в Китай), особенно нефти (на 20%), по оценкам, приведет к сокращению российского экспорта в КНР за первый квартал 2020 года, по сравнению с аналогичным периодом 2019 года, на 10%. Пострадает также и российский агроэкспорт в эту страну. Влияние коронавируса на грузоперевозчиков ощущалось уже с конца января. Впрочем, перевозки через железные дороги в январе выросли на 12%.

Так или иначе, если эпидемия не будет остановлена в марте-апреле, то с учетом времени, которое потребуется китайцам на восстановления производства, 2020 год может выпасть из планов России и Китая нарастить товарооборот в два раза к 2024 году.

Глава 12

КОРОНАВИРУС НЕ ПРОЙДЕТ (еще раз о пользе вакцинации)

В связи с неуклонным ростом коронавирусной инфекции, принявшей в Китае характер эпидемии и угрожающей другим странам, все врачебно-научное сообщество мира принялось решать проблему. Пока что не был создан препарат, направленный именно на сам коронавирус, лечение заключается в снятии симптомов. Однако каждому понятно, что профилактика лучше лечения болезни. Профилактика болезней достигается вакцинацией — введением вакцины (которая, как правило, состоит из специально ослабленного или убитого микроорганизма, вызывающего заболевание) с целью стимуляции иммунной системы организма, для уничтожения введенного ослабленного микроорганизма, вызывающего конкретное заболевание. В результате в «памяти» иммунитета закрепится реакция и при попадании стандартной бактерии, вызывающей опасное заболевание, она с высокой вероятности будет уничтожена до нанесения вреда привитому человеческому организму. С таким кратким пояснением погрузимся в историю вакцинировании (или иммунизации, как вакцинацию еще называют).

ЧТО БЫЛО ДО ПРИВИВОК?

Инфекционные заболевания преследовали человечество с самых незапамятных времен и долгое время являлись главными убийцами. До начала прошлого столетия физически было невозможно обнаружить возбудителей заболеваний, в результате большинство болезней не поддавались или слабо поддавались лечению — трудно лечить то, о чем ты ничего не понимаешь, чего ты даже не видишь. Тем не менее человек всегда был наблюдателен, и еще в древности было замечено, что те, кто переболел какой-либо болезнью, потом значительно реже заболевали этой болезнью вновь или вообще не заболевали. Такие наблюдения привели многих к простому выводу — для профилактики опасных болезней необходимо в здоровый организм ввести источник заболевания, чтобы, переболев, человек приобрел иммунитет. Однако необходимо было вводить ослабленный микроорганизм, чтобы болезнь протекала в легкой форме, иначе «лечение» ничем не отличалось от болезни. Уровень науки долгое время не позволял выявлять возбудителей заболеваний и должным образом их ослаблять, поэтому на помощь опять пришла человеческая наблюдательность.

Одной из самых распространенных болезней несколько веков назад была оспа. Она убила сотни миллионов. Это заразная инфекционная болезнь с симптомами лихорадки, высыпаниями на коже, приводящими к долго заживающим язвам. Оспа отличалась тяжелым течением, при отсутствии должного лечения приводила к смерти или тяжелой инвалидности. Именно с оспой связано появление вакцинации и ее предшественника — *вариоляции.* Суть вариоляции состояла в том, чтобы ввести здоровому человеку оспенного гной от больного человека; в этом случае болезнь протекала значительного легче, чем при стандартном заражении, и при выздоровлении приобретался иммунитет. Однако у вариоляции было много недостатков: во-первых, смертность при вариоляции все равно была высока (хотя и меньше, чем при «обычном» заражении), во-вторых, был велик риск спровоцировать «настоящую» оспенную эпидемию. Поэтому многие страны отказывались от вариоляции. Метод был изобретен, по всей видимости, на Востоке: в Индии, арабских странах, Китае вариоляции известна с VI—VII веков.

КТО И КАК ИЗОБРЕЛ ПРИВИВКИ?

Оспа была распространена не только у человека. Ею нередко болел крупный рогатый скот, преимущественно коровы. Особенность коровьей оспы состоит в том, что она опасна и для человека — он может заразиться, но течение болезни у людей было легким, инфекция быстро исчезала, при этом давая иммунитет к «человеческой» оспе. Эти наблюдения были известны уже давно, но вакцинирование как процедура появилось благодаря деятельности английского врача и натуралиста Эдварда Дженнера, который провел публичную демонстрацию эффективности вакцинации. Дженнер набрал отделяемое из очага коровьей оспы с руки больной доярки и ввел ее 8-летнему мальчику. Оспа развилась только в месте введения, у мальчика была слабовыраженная лихорадка, которая прошла через несколько дней. Последующее введение «нормальной» оспы не вызвало заболевания — мальчик остался здоровым. Под впечатлением натурного эксперимента (состоявшегося в 1796 году) и прочих проверок обязательная вакцинация от оспы (оспопрививание) была введена в британской армии и на флоте. Стоит отметить, что Дженнер не был первым, кто ввел коровью оспу как вакцину. Однако именно он разработал и предложил систему вакцинирования. Методики вакцинации прошли различные этапы, начиная от довольно примитивных по нынешним мерам способов начала XXI века до вакцин, уничтоживших оспу безвозвратно и абсолютно безопасных для человека. Убедившись в положительном влиянии вакцинации, ее начали внедрять и в прочих государствах Европы, но этот процесс затянулся на полторы сотни лет. Например, в России была создана первая вакцина по методу Дженнера еще в 1801 году, были сделаны прививки царской семьи, однако всеобщее оспопрививание было введено только большевиками в 1918-м. После окончания Гражданской войны оспа в СССР была практически уничтожена в первые несколько лет. Последний случай заболевания оспой в нашей стране был зафиксирован в 1936 году и вылечен. С этого времени оспа в России официально уничтожена, а ведь еще в начале XX века от оспы каждый год у нас. умирало до 100 тысяч человек

РЕВОЛЮЦИЯ В МИКРОБИОЛОГИИ: ЛУИ ПАСТЕР

Конец XIX века не случайно в научных кругах называется «золотым веком микробиологии» — именно тогда были выявлены возбудители многих заболеваний, доказано, что болезни, как правило, вызываются особыми микроорганизмами. Понимание причин болезней, выделение возбудителей заболеваний оказало потрясающее влияние на медицину — теперь заболевания перестали быть terra incognita, понимание причин их возникновения позволило эффективно их лечить и осуществлять профилактику. Это спасло сотни миллионов жизней; вакцинация получила ошеломляющее ускорение.

В становлении микробиологии выдающуюся роль сыграли двое ученых, француз и немец — Луи Пастер и Роберт Кох. Кратко расскажем об их основном вкладе в развитие медицины.

Луи Пастер, сын кожевника, получил разностороннее образование, избрал карьеру ученого. Он очень интересовался проблемой брожения, которую изучал с 1857 года. В ходе долгих опытов доказал, что возбудителями брожения являются живые микроорганизмы (дрожжевые грибки), опровергнув химическую теорию этого явления. Также выяснилось, что микроорганизмы могут жить и размножаться без кислорода. Исследования Пастера были профинансированы французскими виноделами, которые хотели получить от уже именитого ученого решение проблемы порчи вина. Выяснилось, что болезни вина возникают из-за деятельности микроорганизмов, в нем присутствующих. Для улучшения его качества необходимо регулировать жизнедеятельность микроорганизмов. Проблема со сроком годности вина была решена нагреванием бутылок до температуры 60 градусов по Цельсию; вредные микроорганизмы погибали, в результате вино могло долго не портиться. Этот процесс, названный в честь ученого *пастеризацией*, сегодня широко используется для сохранения различных питьевых и пищевых продуктах.

Параллельно Пастер работал с проблемой «самозарождения» — возникновением живых микроорганизмов из «ничего». Важность этих исследований состояла в том, что в случае если самозарождение микроорганизмов действительно было реальным, пастеровская теория требовала существенных корректировок, кроме того, в таком случае, потерялся бы смысл сохранения жидкостей от микробов и необходимость создания новой теории брожения. В то время теория самопроизвольного зарождения организмов из ничего была довольна популярна. Пастер выдвинул свою теорию: у всех микроорганизмов имеются свои «родители», уже существующие в среде и возникновение микроорганизмов в подходящей для их существования органике без необходимых на то условий невозможно. Подобное создается подобным. В атмосфере, воде, почве уже существуют составляющие микроорганизмов, которые будут размножаться в подходящих условиях внешней среды. Эксперименты доказали правоту Пастера.

С 1865 года ученый посвятил себя медицине. К нему обратились с просьбой выявить болезнь, поражающую шелковичных червей, в результате которой шелковичная индустрия несла огромные потери. Именно эта работа сыграла выдающуюся роль в научной эволюции Пастера — он сосредоточился на изучении инфекционных болезней, и это сделало его имя бессмертным в медицине. Исследуя болезни шелковичных червей, Пастер на практике наблюдал за заражением болезнью, реакцией организма на патологию. Ученый занимался определением микробов как возбудителей болезни, исследовал условия возникновения болезнетворных микробов и создавал методы борьбы с ними. Это было прелюдией к его последующим медицинским исследованиям. В 1867 году он твердо решил изучать и лечить инфекционные заболевания. Смерть троих детей от инфекций дала дополнительный толчок к этой сфере исследования.

В ходе изучения куриной холеры была выделена культура микробов-возбудителей, которая выращивалась в курином бульоне. Однако в результате неправильного хранения культура испортилась и при ее введении здоровым цыплятам они не заболевали. Введение «здоровых» бактерий холеры этим цыплятам не привело их к смерти, только к легким недомоганиям, которые быстро прошли. По мнению Пастера, бактерии были ослаблены из-за контакта с кислородом. Было доказано, что прививание ослабленных болезнетворных микроорганизмов спасает от возможного серьезного заболевания не только в случае оспы.

Этот опыт помог в изучении сибирской язвы, массово поражающей животных и представляющей опасность для человека. Пастер доказал, что именно бактерии являются причиной заболевания и что болезнь может передаваться через дождевых червей, после этого было запрещено хоронить умерших животных на пастбищах. В ходе исследований было выявлено, что бактерии сибирской язвы выделяют споры, которые и являются причиной заболевания.

С помощью ветеринарного врача Туссена, который предложил использовать карболовую кислоту для ослабления микробов и их нагревание до 45 градусов по Цельсию с целью прекращения ими выделения спор, была создана вакцина, которая была успешно протестирована на животных, — все инфицированные, но привитые до того животные, выжили; непривитые и инфицированные умерли, за исключением трех. В каждой контрольной группе было по 25 животных. Новация Пастера, по сравнению с Дженнером, состояла в том, что был найден метод искусственного ослабления уже существующих болезнетворных микроорганизмов, непосредственно вызывающих тяжелую форму заболевания, тогда как Дженнеру пришлось искать и прививать естественную слабую форму микроба, вызывающего похожее заболевания. Это открытие Пастера привело к революции в вакцинировании.

Пастер создал первую вакцину от бешенства, вводя вирус кроликам, а затем ослабляя его, высушивая на воздухе пораженный спинной мозг погибших животных. Вакцина против бешенства была первоначально создана Эмилем Ру, французским врачом и коллегой Пастера. Вакцина была протестирована на 50 собаках перед первым испытанием на людях.

9-летнему Джозефу Мейстеру 6 июля 1885 года был проведен первый курс вакцинаций. За 11 дней Мейстер получил 13 прививок, содержащих ослабленный вирус бешенства, причем первая вакцина включала максимально ослабленный вирус, вторая — менее ослабленный и т.д. Вакцинирование оказалось успешным, мальчик выздоровел.

В 1887 году был основан институт Пастера, занимающийся исследованиями в области биологии — вакцинами, инфекционными заболеваниями.

НАУЧНЫЙ МИР *VS* СИБИРСКАЯ ЯЗВА. РОБЕРТ КОХ

Немецкий ученый Роберт Кох, один из величайших ученых в истории микробиологии, внес огромный вклад в методику определения болезней. Кратко опишем его главные достижения.

Ученый широко известен своей работой с сибирской язвой. В ходе исследований он обнаружил, что возбудителем смертельной болезни является конкретная бактерия *Bacillus anthracis*. Его открытием стало то, что бактерии образует споры, которые могли оставаться бездействующими. Однако в оптимальных для их развития условиях споры «оживали» и вызывали заболевание. Чтобы определить возбудитель заболевания, Кох выделил бактериальные культуры и поместил их на предметные стекла, использовал красители для их выделения и наблюдал за ними через микроскоп. Его работа с сибирской язвой примечательна тем, что он был первым, кто связал определенный микроорганизм с конкретной болезнью.

В ходе работы с сибирской язвой ученый разработал специальную методику изучения микроорганизмов для установления причинных связей между болезнью и вызывающим ее микроорганизмам. Эти критерии обычно называются постулатами Коха:

Микроорганизм, вызывающий определенную болезнь, должен находиться в изобилии во всех организмах, страдающих от этой болезни, но его не должно быть в здоровых организмах.

Микроорганизм должен быть выделен из больного организма и его штамм выращен в чистой культуре.

Чистая культура данного микроорганизма должна вызывать заболевание при попадании в здоровый организм.

Микроорганизм должен быть повторно выделен из зараженного экспериментального хозяина и идентифицирован как идентичный исходному специфическому возбудителю.

И хотя эти постулаты соответствуют не всем болезням (например, холера или брюшной тиф могут протекать долгое время бессимптомно, как и ВИЧ; вирусы нельзя выращивать в чистых культурах; заражение палочкой Коха не всегда вызывает туберкулез; один патоген может вызвать несколько заболеваний или, наоборот, болезнь вызывается несколькими разными микроорганизмами), они сыграли огромную роль в развитии микробиологии и инфектологии, в результате к XXI веку эти постулаты во многом устарели и были пересмотрены.

Тем не менее эти постулаты были эффективно использованы в исследовании Кохом природы туберкулеза. С помощью экспериментов над морскими свинками он выделил бактерию, вызывающую туберкулез, — палочку Коха. До этого считалось, что туберкулез является наследственным заболеванием. Попытка разработать лекарство (туберкулин) от туберкулеза оказалась безрезультатной, однако туберкулин оказался неплохим средством диагностики.

Последним главным достижением Коха можно назвать открытие возбудителей холеры — вибрионов во время экспедиций в Индию и Египет. Также Кох обнаружил феномен приобретенного иммунитета. Изучение туземцев в германской колонии в Новой Гвинее показало, что у них присутствуют паразиты, вызывающие малярию, но сами туземцы ею практически не болели, в отличие от немцев-колонистов и китайских рабочих. Со временем рост иммунитета зарегистрировался и у последних, что дало основания предположить возможность адаптации иммунитета к новым болезням и росту со временем сопротивляемости к ним.

КАК СССР МИРОВУЮ ЭПИДЕМИЮ ОСПЫ ПОБЕДИЛ

Вакцинация является важнейшим достижением медицины, спасшим, без преувеличения, сотни миллионов жизней.

Классический пример роли вакцин в уничтожении заболеваний — оспа. В СССР оспа была уничтожена в 1936-м году. В мире последний случай заражения произошел в Сомали в 1977 году. Трудно недооценить это достижение, так как в XX веке, до ее истребления, оспа убила, по приблизительным подсчетам, 300 — 500 млн человек. Это гораздо больше числа погибших во всех войнах за тот же период. При этом главнейшую роль в искоренении оспы во всем мире принял СССР. По сути, мировая программа борьбы с оспой была создана СССР и предложена заместителем министра здравоохранения Ждановым на 11-й сессии Всемирной ассамблеи здравоохранения, состоявшейся в 1958 году. В 1959 году была написана резолюция, принятая ассамблеей единогласно. Однако ВОЗ скептически отнеслась к советским предложениям и не выделяла необходимых средств. Программа, предложенная советскими учеными, начала осуществляться в полной мере лишь с 1966 года. Превосходно продуманная программа советских специалистов оказалась еще и дешевой: на уничтожение оспы было потрачено порядка 300 млн долларов США (3 млрд в нынешних ценах) — невероятно, что такой маленькой суммы хватило, но факт. СССР предоставил более полутора миллиардов вакцин от оспы — больше, чем какая-либо другая страна, даже США предоставили меньше; советские медики в десятках азиатских и африканских стран создали эффективные противоосповые системы и вакцинировали населения. Роль Советского Союза в искоренении оспы была решающей; сотни миллионов жизней были спасены. Курировал работу ВОЗ Д.А. Хендерсон, американский эпидемиолог, и на Западе он считается тем, кто ликвидировал оспу. Однако программа ВОЗ базировалась на предложениях советских эпидемиологов, и без Жданова вряд ли вообще бы появилась столь амбициозная программа по искоренению оспы. Да и вклад в осуществление программы ВОЗ СССР внес колоссальный, отнюдь не меньше, чем американцы.

Успех с оспой подтолкнул ВОЗ к осуществлению программ массовых вакцинаций от полиомиелита, кори, столбняка, дифтерии и коклюша, которые в несколько раз сократили заболеваемость этими болезнями в мире и еще больше сократили смертность от них. Полиомиелит, детский спинномозговой паралич, вплотную приближается к тому, чтобы стать третей ликвидированной с помощью вакцин болезнью после оспы и чумы. В частности, эффективная вакцина от полиомиелита была разработана американцем Альбертом Сейбином в тесном сотрудничестве с советским коллегой М.П. Чумаковым. В Союзе полученная вакцина была сильно улучшена. Советский вариант вакцины экспортировался в более чем 60 стран, включая Японию. По сравнению с 1990-м годом, на сегодняшний день заболеваемость полиомиелитом упала более чем на 99 процентов.

По оценкам ВОЗ применение вакцин спасает 2 — 3 млн жизней ежегодно.

НО В ИНТЕРНЕТЕ НАПИСАНО, ЧТО ПРИВИВКИ – ВРЕДНО И ОПАСНО, ЭТО ПРАВДА?

Всемирная организация здравоохранения заявляет, что вакцинирование в целом безопасно. Все разработанные вакцины обязаны проходить многоэтапную проверку, включая испытание в самом государстве, разработавшем вакцину, а также список безопасных вакцин утверждается ВОЗ. В рекомендациях по вакцинированию против разных болезней даются определенные марки вакцин, которые стоит использовать при вакцинации, а также их состав, дозировка и пр.

Несмотря на безопасность, вакцины зачастую вызывают побочные эффекты. Как правило, это повышение температуры тела и болезненные ощущения в месте введения вакцины. Конечно, организм каждого человека индивидуален и бывают случаи серьезных побочных эффектов. Однако по статистике такие случаи возникают один раз на миллион успешных случаев проведения вакцинации. Чаще всего такой эффект возникает при применении новых вакцин, которые используются в медицинской практике относительно недавно, хотя и прошли клинические испытания.

Другие страхи вакцинирования связаны с тем, что прививки якобы могут приводить к болезням. Например, в среде так называемых антиваксов (противников вакцинации) существует расхожий миф о том, что вакцинация может вызвать у ребенка расстройство аутического спектра.

В своей аргументации сторонники антипрививочного движения ссылаются на исследование 1998 года, автором которого был британский гастроэнтеролог Эндрю Уэйкфилд. Он утверждал, что прививка от кори, паротита и краснухи имеет такой побочный эффект, как возникновение аутизма у совершенно здоровых пациентов. Однако последующие проверки показали, что само исследование проведено небрежно и содержит прямые фальсификации данных. Обширные исследования использования этой вакцины в разных регионах мира выявили, что связи между вакцинацией и возникновением

РАС нет. Хотя, безусловно, прививки могут послужить триггером первых появлений расстройства, как впрочем и заболевания, от которых они защищают, и что угодно еще.

Другой распространенный аргумент в пользу отказа от вакцинации — это вхождение в состав ряда вакцин такого вещества, как тиомерсал. Это соединение ртути, применяемое для консервации. Дело в том, что соединения ртути в высоких дозах поражают центральную нервную систему, не говоря уже о том, что ртуть имеет свойство накапливаться в организме. Однако, во-первых, большое число самых распространенных вакцин не содержат тиомерсал, во-вторых, дозировка ртути в консерванте минимальна, поэтому не может оказывать токсическое воздействие на организм человека. Главные доводы антипрививочников, таким образом, не являются обоснованными.

ЗНАЧИТ ДЕТЯМ МОЖНО ДЕЛАТЬ ПРИВИВКИ?

Да, нужно! Вряд ли это вообще должно быть предметом свободного выбора.

Разумеется, вакцина — это лекарство. Все лекарства, помимо целевого эффекта, имеют побочное действие. Но именно так работает медицина: лекарства применяются, когда польза от их приема преобладает над риском побочных эффектов.

Более того, возможные побочные эффекты от вакцин гораздо менее опасны, чем те болезни, которые они могут вызвать. И есть один пример, который пришлось пережить России и в целом странам бывшего СССР. Речь о дифтерии. В 1960 — 1970 годах в СССР была проведена успешная кампания вакцинирования детей от дифтерии. Болезнь была почти полностью ликвидирована. Однако в 80-е начался рост заболеваемости среди взрослого населения. Оказалась, что прививать только детей недостаточно. Необходимо было расширить вакцинацию на часть взрослого населения. Но время было неспокойное, перестройка. Рушилась огромная страна и всем стало не до вакцинации. Более того, благодаря гласности вылезли антипрививочники и начали бомбардировать своей пропагандой население вплоть до центрального ТВ.

Значительная часть населения клюнула на пропаганду и начала отказываться делать прививки своим детям. Вскоре развалился СССР и система здравоохранения получила мощный удар. Параллельно упал уровень жизни. Результат не заставил себя ждать.

По всему бывшему СССР прошлась эпидемия дифтерии — за период 1990 — 1998 годов в странах бывшего СССР дифтерией переболели более 157 тысяч человек, смертельных случаев было более 5 тысяч. Это в 2,5 раза больше, чем количество жертв коронавируса, который поставил на уши весь земной шар.

Ситуацию удалось переломить только к 1997 году, после того как в 1995 — 1996 годах вернулись к всеобщей вакцинации, которая была в СССР до Перестройки. Эпидемию удалось остановить.

В целом, по данным ВОЗ, от недостатка вакцин в мире каждый год умирает до полутора миллиона человек. Поэтому отказ от вакцинации вполне может быть смертельно опасным.

Что касается рекомендаций по вакцинации, то лучше всего отдавать предпочтение проверенным, уже долгое время существующим на рынке вакцинам и национальному календарю вакцинации. Поверьте, его не с потолка взяли. При соблюдении всех существующих рекомендаций возможность получить опасные побочные эффекты и заразиться тяжелыми инфекциями — минимальна. Также стоит обратить внимание на тот факт, что наш национальный календарь — это пока еще минимальная мера. Лучше проконсультироваться с педиатром и дополнить обязательные прививки вакцинацией против ветряной оспы, ротовирусной инфекции, клещевого энцефалита, гепатита А, менингококковой инфекции.

Опасность того, что на рынок могут попасть некачественные, не до конца проверенные вакцины, которые могут быть потенциально опасными, все же существует. Но такая опасность скорее распространяется на новые вакцины, направленные против новых заболеваний. Те вакцины, которые рекомендуют делать врачи в наших поликлиниках, как правило, давно разработаны и проверены временем. Если же сам врач отговаривает вас от прививок — к сожалению, такие некомпетентные специалисты тоже существуют — лучше проконсультироваться у другого врача.

ТАК КОГДА ЖЕ БУДЕТ ВАКЦИНА ОТ КОРОНАВИРУСА?

Лечение коронавируса и соответственно выработка вакцины против него затрудняются слабым пониманием природы самого семейства этих вирусов. Неизвестен точный источник распространения вируса, точный механизм его передачи, клинические последствия вируса — все это изучено недостаточно. Показателем недостаточной изученности вирусов данного типа является отсутствие специализированного лечения, направленного именно на сам вирус; лечение сводится к борьбе с симптомами и поддерживающей терапии. Вопрос эффективного решения и создания вакцин лишь обсуждается.

Судя по опыту борьбы с другими коронавирусами, сколько-нибудь эффективной и безопасной вакцины придется ждать пару лет.

Научно-популярное издание

Прокопенко Игорь Станиславович

КОРОНАВИРУС. ВИРУС-УБИЙЦА
Расширенное и дополненное издание

Координатор проекта *Е. Сосновская*
Ответственный редактор *С. Суровегина*
Художественный редактор *А. Дурасов*
Технический редактор *О. Лёвкин*
Компьютерная верстка *В. Андриановой*
Корректор *О. Ковальчук*

В коллаже обложки использованы иллюстрации:
© MicroOne, Corona Borealis Studio / Shutterstock.com
Используется по лицензии от Shutterstock.com

ООО «Издательство «Эксмо»
123308, Москва, ул. Зорге, д. 1. Тел.: 8 (495) 411-68-86.
Home page: www.eksmo.ru E-mail: info@eksmo.ru
Өндіруші: «ЭКСМО» АҚБ Баспасы, 123308, Мәскеу, Ресей, Зорге көшесі, 1 үй.
Тел.: 8 (495) 411-68-86.
Home page: www.eksmo.ru E-mail: info@eksmo.ru.
Тауар белгісі: «Эксмо»
Интернет-магазин : www.book24.ru
Интернет-магазин : www.book24.kz
Интернет-дүкен : www.book24.kz
Импортёр в Республику Казахстан ТОО «РДЦ-Алматы».
Қазақстан Республикасындағы импорттаушы «РДЦ-Алматы» ЖШС.
Дистрибьютор и представитель по приему претензий на продукцию,
в Республике Казахстан: ТОО «РДЦ-Алматы»
Қазақстан Республикасында дистрибьютор және өнім бойынша арыз-талаптарды
қабылдаушының өкілі «РДЦ-Алматы» ЖШС,
Алматы қ., Домбровский көш., 3«а», литер Б, офис 1.
Тел.: 8 (727) 251-59-90/91/92; E-mail: RDC-Almaty@eksmo.kz
Өнімнің жарамдылық мерзімі шектелмеген.
Сертификация туралы ақпарат сайтта: www.eksmo.ru/certification

16+

Сведения о подтверждении соответствия издания согласно законодательству РФ
о техническом регулировании можно получить на сайте Издательства «Эксмо»
www.eksmo.ru/certification
Өндірген мемлекет: Ресей. Сертификация қарастырылмаған

Подписано в печать 27.02.2020. Формат 84x108 1/32.
Гарнитура «MyslCTT». Печать офсетная. Усл. печ. л. 15,12.
Тираж 10 000 экз. Заказ № 8312.

Отпечатано в филиале «Тульская типография» ООО «УК» «ИРМА».
300026, Россия, г. Тула, пр. Ленина, 109.

ISBN 978-5-04-111541-8

9 785041 115418 >